養生智慧

快速入門！

臺灣人不可忽視的百大病症

臺北仁濟院總院長
臺大醫學院兼任副教授
李龍騰——著

三民書局

自序

網路上到處有專家在說，廣播、電視上有那麼多名嘴在談，每個人對同一種症狀有各種不同的解讀，到底誰說的才是真的？

一直想出一本書來幫助民眾，碰巧，三民書局建議說，你從早上五點多看診到下午一點多，為那麼多病友提供服務，應該有發現民眾關心之事的共同點吧？要不要整理成書，告訴民眾碰到這些問題應該如何面對？

的確，生病是每個人都可能碰到的事，但如何分辨病況，尋求正確的解決方法以保障我們的健康，並不容易。

我每個月接觸約兩千位病友，本書整理了這些病友共同面對的問題，加上我四十年來所知的證據與經驗，與讀者一起分享。

我常勉勵我的兩位醫師兒子，走對的路才會安全，才能保障健康，事業也才能成功。做生意失敗可以從頭來過，但沒有健康就沒有事業，有健康才會更快樂。期待大家看完本書，都能享有健康與快樂的人生！

李龍騰

目次

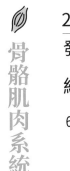

泌尿系統

身心症

其他

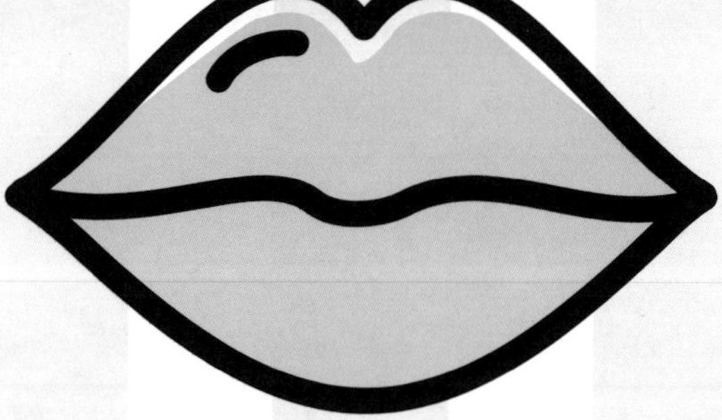

口腔

01 口臭
02 口腔潰瘍
03 口乾舌燥
04 味覺異常
05 牙齦出血

病症 01

口臭

Q:

口臭的原因不單純來自於口腔，消化道問題或鼻炎也可能是元兇？

☐ 正確　☐ 不正確

口臭的真相

大部分的口臭主要來自於口腔問題，例如牙齦發炎、牙周病、蛀牙，或是口腔出血或部分腫脹。

若不是口腔問題，要懷疑消化道、呼吸道、支氣管擴張、肺部感染，或體內發炎等狀況。若是鼻咽造成的口臭，要判斷是否有萎縮性鼻炎、鼻竇炎、發炎性的扁桃腺炎等。吸菸者吐出來的菸，有時也會被認為是口臭，也要一併列入考量。

如何預防或緩解？

若確定純粹是口腔問題引起的，那就要請教牙科醫師，留意有沒有刷牙、漱口，讓口腔遠離感染的可能性。若聞到家人有口臭，如前所述原因很多，最好還是就醫找出原因。

臺灣人不可不知

臺灣人有口臭的不算少，但通常都是別人先發現。有人用檸檬除口臭只是暫時去味，無法殺菌。刷舌頭、嚼無糖口香糖也不是辦法。找牙科醫師徹底檢查口腔，找耳鼻喉科醫師檢查鼻腔、鼻竇，還比較實在。

前頁答案：正確

病症 02

口腔潰瘍

Q:

口腔潰瘍就是俗稱的嘴破，最常見的原因是缺乏維他命 B ？

☐ 正確　☐ 不正確

口腔潰瘍的真相

有人說口腔潰瘍（嘴破）是因為火氣大，這樣講沒錯，但還是有可能反映了更深入、更嚴重的疾病。

比較常見的情況是，求診者說找不到原因，莫名其妙就開始嘴破，或說有痛的感覺，然後自認為是壓力太大睡不好導致，但其實有可能是口腔本身的問題，例如常常嚼檳榔、吸菸的人會有的口腔癌，就常被誤認為是嘴破而輕忽了。

如何預防或緩解？

以往有不少人誤以為口腔潰瘍的原因是缺乏維他命B，所以就猛吃維他命來預防口腔潰瘍，可是，現在的人缺乏維他命B的比較少見，反而要想是不是因為貝氏症、克隆氏病等，它們也會用口腔潰瘍來表現。

臺灣人不可不知

嘴破的廣告一大堆，電視、網路上到處都有，卻是加油添醋的比較多。反覆嘴破不會好，就要趕快請教牙科醫師。民間偏方像是灌涼茶、塗鹽巴、噴西瓜霜，都是治標不治本的作法。

前頁答案：不正確

病症

03

口乾舌燥

Q:

水喝不夠並非唯一原因，吃某些止痛藥、抗過敏藥也可能導致口乾舌燥？

☐ 正確　☐ 不正確

口乾舌燥的真相

很多人以為老了，口腔本來就會因分泌減少而乾澀，其實不見得，很多時候是吃了某些藥而造成的，例如止痛藥、止瀉藥、利尿劑、抗過敏的藥、抗憂鬱的藥。

有些疾病也會造成口乾舌燥，像是貧血、糖尿病、高血壓、帕金森氏症、阿茲海默症，或是修格蘭氏症候群這種自體免疫疾病。有些鼻過敏的人用嘴巴呼吸，及接受化療、放療等治療的病人，也會造成口乾舌燥。當然老化也有可能造成口乾，甚至有人不愛喝水、壓力大、拉肚子拉太多，也都會口乾舌燥。

如何預防或緩解？

若是因為水喝太少，那就每天定量喝一點水，不要認為口不乾就不用喝。如果還是常常口乾，那就趕快查清楚是什麼原因，對症治療。

臺灣人不可不知

臺灣上班族喜歡喝咖啡，民間有傳聞說含咖啡因的飲品利尿，所以導致喉嚨更加乾澀，但其實除了藥物的副作用之外，口乾舌燥多半與自體免疫有關，與愛喝咖啡是沒有關聯的。

前頁答案：正確

病症

04

味覺異常

Q:

耳朵感染竟然也會造成味覺異常？

☐ 正確　☐ 不正確

味覺異常的真相

味覺異常最常見的原因是唾液分泌管道出問題，導致唾液量不足，味覺變得不一樣。為了治療頭部、頸部腫瘤而接受放射線治療，破壞了味蕾也是原因之一。藥物造成的神經損傷，帕金森氏症、糖尿病造成的神經病變，口腔黏膜感染、發炎、糜爛，以及上呼吸道感染、中耳感染、頭部問題（例如腦瘤），也會影響味覺。

抗生素、抗組織胺、高血壓藥物、真菌藥物，以及年紀大了味覺細胞退化，這些情況都會讓味覺有苦澀感。還有一種比較少見的原因是缺乏維他命Ａ。

如何預防或緩解？

味覺異常的原因這麼多，預防方法也是要依其原因採取不同的方式，例如放療的味覺異常可以局部塗抹清涼劑等，口腔感染則需先治療感染症。

臺灣人不可不知

臺灣有不少人愛乾杯、愛拚酒，過量飲酒容易造成維他命Ａ、Ｂ12與葉酸等攝取不足，再加上愛吸菸、愛嚼檳榔，這些多少都會影響味覺。

前頁答案：正確

病症 05

牙齦出血

Q:

牙齦出血代表應該補充維他命 C 了？

☐ 正確　☐ 不正確

牙齦出血的真相

有人刷牙常常刷出血來，以為自己缺乏維他命C，其實不盡然。百分之九十九的牙齦出血原因都來自於口腔，牙齦腫痛出血有可能是口腔清潔做得不好，或是牙菌斑造成的。牙菌斑會釋放毒素造成牙齦發炎、出血，這是最常見的情況。

其他比較少見的百分之一要更小心，例如惡性貧血、白血病、血友病，血小板功能不好，甚至骨髓沒辦法製造足夠血小板，或肝臟沒辦法製造抗凝血因子，還有些肝硬化、猛爆性肝炎或肝癌患者，一開始也是用牙齦出血來表現。

如何預防或緩解？

大多數的情況只要正確刷牙、定期洗牙，就可以減低牙齦出血的機率。平常有均衡飲食、維持口腔衛生，是預防牙齦出血最佳的方法。

臺灣人不可不知

有些臺灣人不吃檳榔會很難過，但吃檳榔會傷害牙齦與口腔黏膜，加上愛喝酒、抽菸，牙齦就更容易受傷。另外，動不動就用牙籤戳牙縫，也會傷及牙齦，不少牙齦出血就是這麼來的。

前頁答案：不正確

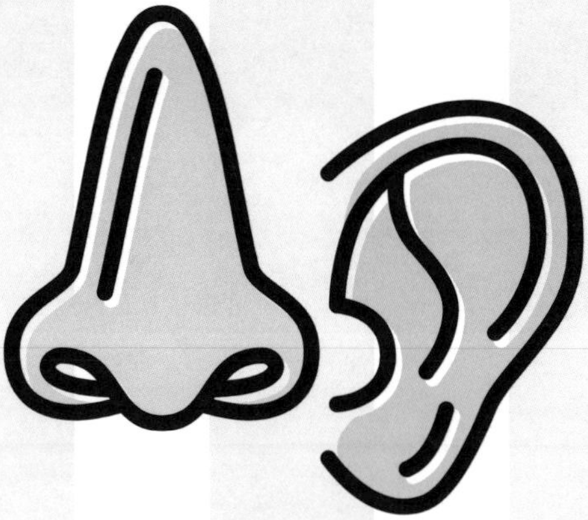

耳鼻喉

病症

06

耳朵癢

Q:

臺灣氣候潮溼，耳朵容易長黴菌，常常挖有可能導致細菌感染，造成慢性外耳道發炎？

☐ 正確　☐ 不正確

耳朵癢的真相

多數人耳朵癢時習慣抓耳朵或熱敷耳朵，這除了會感覺舒服一點，但其實效果不是很好。包括皮膚、神經等很多不同地方的刺激，都會造成耳朵癢，例如耳道的皮膚乾燥，或是溼疹、感染等。

常有人挖耳朵，挖到造成溼疹或細菌感染，就可能導致慢性外耳道發炎。也有少部分人是因為敏感，而造成耳朵癢，這稱為神經性的耳癢症。另外提醒，就醫前耳內應**保持原狀**，不要怕被醫師看到什麼問題就故意先把耳朵刮乾淨。

如何預防或緩解？

耳朵癢的時候，盡量不要去挖、去刮，輕則造成細菌感染，重則傷到中耳或內耳，對聽力的影響非常大，務必小心。

臺灣人不可不知

由於臺灣氣候比較潮溼，所以耳朵常會長一些黴菌，很多人以為是有人在想自己所以耳朵會癢，其實相反，是黴菌或細菌在想你！亂挖亂刮可能惹出毛病，找耳鼻喉科醫師看看比較安全。

前頁答案：正確

病症 07

耳鳴

Q:

耳朵一直聽到吱吱聲，就醫前最好先吃一些藥來降低耳鳴程度？

□ 正確　□ 不正確

耳鳴的真相

造成耳鳴的原因非常多，有些是外耳耳垢異物造成的阻塞、感染，耳咽管阻塞或硬化，有些是外傷、心理壓力或藥物造成耳鳴。

也有可能是心血管疾病，包括高血壓、血管硬化等造成的耳鳴，或是貧血、甲狀腺功能變化、創傷後遺症（例如頭部創傷）所引起。最嚴重的情況是腦部長腫瘤。

如何預防或緩解？

耳鳴發作時，可以讓自己休息安靜一下，看看是否太勞累、氣餒，或吃了什麼抗生素、止痛藥所致。如果無法減緩或伴隨噁心、嘔吐，應該迅速就醫。

臺灣人不可不知

耳朵吱吱叫、嗡嗡叫，我們常碰到，例如廟會鞭炮聲太大、選舉造勢「當選」聲喊不停，都可能造成耳鳴，先查原因再對症治療，才是上上策。

前頁答案：不正確

病症
08

聽力減退

Q:

聽力減退的原因有可能出在耳蝸、神經，甚至腦幹？

□ 正確 □ 不正確

聽力減退的真相

很多人以為自己年紀大了，所以聽力本來就會比較不好，其實也不見得，很多病都會造成聽力減退。聲音進入耳道後，一路經過中耳、內耳的聽小骨抵達腦部，這條聽覺神經路線任何一段發生問題都會造成聽力障礙。

如何預防或緩解？

聽力減退的人應盡速就醫，檢查到底是傳音線還是感音線的聽力減退，也就是診斷問題出在耳蝸、神經或腦幹，再判斷要不要做進一步測驗，例如看看耳道有沒有化膿、感染，或深入去了解腦部有沒有腫瘤。當然，你正在服用的藥物也有可能是原因。

臺灣人不可不知

臺灣人普遍使用各種三C產品，路上常見有人戴耳機邊走邊聽音樂，若在吵雜環境也常用耳機，聽力有可能提早退化。另外也千萬不要動不動就裝助聽器增加聽力，要先查明原因再做治療。

前頁答案：正確

病症

09

鼻塞

Q:

除了過敏，高血壓藥物也可能導致鼻塞？

☐ 正確　☐ 不正確

鼻塞的真相

有的人一鼻塞，就以為是鼻子過敏或感冒所致。若是短期鼻塞，當然有可能是這樣沒錯；但若是長期鼻塞，那就要小心了。

醫師首先會判斷是不是發炎，例如急性鼻炎、慢性鼻炎。或是肥厚性鼻炎造成的持續性鼻塞。也有可能是藥物的影響，例如高血壓藥物、血管張力素抑制劑、貝他阻斷劑，還有毒品像是古柯鹼、安非他命等，也會造成鼻塞。有一些過敏的情況也是原因之一，包括慢性鼻竇炎。鼻瘜肉也不能排除在外。

如何預防或緩解？

最好不要自行噴藥、服藥、沖洗鼻子，先請耳鼻喉科醫師看看鼻道出現了什麼問題，有沒有瘜肉或腫瘤塞住。正在使用的藥物，應該把品名記錄下來讓醫師參考。

臺灣人不可不知

鼻塞百百種，塞住會抓狂，失眠、脾氣不好跟著發生，坊間傳說暫時停止呼吸可以通鼻，這不見得有幫助。

前頁答案：正確

病症 10

嗅覺異常

Q:

使用刺激物刺激鼻子，大多能有效解決嗅覺異常的問題？

□ 正確　□ 不正確

嗅覺異常的真相

年紀超過五、六十歲，嗅覺細胞本來就有一些退化，所以可能會跟年輕時不太一樣。藥物影響或鼻子過敏、鼻竇炎、鼻腫瘤或是體內有腫瘤，都有可能使嗅覺產生變化，所以不要太掉以輕心。

如何預防或緩解？

其實沒有好的改善方式來應付嗅覺異常。有些人會用比較刺激的東西來刺激鼻子，看能不能恢復嗅覺，其實是不對的，最好還是趕快就醫查清楚，有沒有從外面一直到裡面發生了什麼問題，或是使用了什麼藥物而造成，這樣比較恰當。

如果有嗅覺異常就請家人幫忙記載自己目前使用的藥物、過去有什麼疾病包括中風、鼻子過敏、使用什麼藥物在噴、吸、吃，讓醫師參考。

臺灣人不可不知

每個人的嗅覺敏感度都不一樣，但是，若嚴重到大家都聞得到，你卻聞不到，或是大家都聞不到，你卻聞到了，都表示你有嗅覺異常，先找耳鼻喉科醫師進一步檢查是應該的。

前頁答案：不正確

病症

11

聲音沙啞

Q:

過於使用聲帶，是聲音沙啞最主要的原因？

□ 正確　□ 不正確

聲音沙啞的真相

從鼻道、咽喉一直到聲帶，任何一部分出問題都可能造成沙啞，但一般人常誤以為沙啞是歌唱太多、話講太多而造成，但這種觀念有時會延誤真正的病因。

沙啞常見的原因像是感冒引起的急性聲帶發炎，聲帶長瘜肉、乾燥症、甲狀腺機能低下或藥物的副作用。還有幾種可能是中風、腫瘤侵犯到聲帶、喉返神經，或肺炎、支氣管炎等嚴重發炎導致聲帶受傷。

如何預防或緩解？

若沒有伴隨發燒、氣喘、呼吸困難等症狀，只是單純的聲音沙啞，那就先減少說話、喝溫開水，讓聲帶休息，不可以用力清喉嚨，以免振動聲帶造成傷害。油炸、辛辣、冰冷的刺激性食物，也要盡量避免。最後給自己充足的休息時間與睡眠。

臺灣人不可不知

若是唱歌唱太久、老是用喉嚨唱，大喊大叫傷及聲帶，可以休息一下少說話，不少臺灣人還會喝點膨大海、枇杷膏或含點羅漢果，應該能暫時減輕聲音沙啞的程度，但是請喉科醫師檢查一下聲帶還是必要的。

前頁答案：不正確

病症 12

打鼾

Q:

只要是打鼾，不論輕重、頻率，都要當作鼻部惡疾的前兆？

☐ 正確　☐ 不正確

打鼾的真相

每個人或多或少都會打鼾，若不會影響別人，那其實沒有治療的必要。

但若嚴重到有鼻中膈彎曲、鼻腔的問題，或是有身體內部問題，包括舌咽有什麼東西擋住而引起打鼾，這就一定要處理，以免造成更大的問題，例如缺氧，尤其是腦部缺氧，或是心血管問題，千萬要注意。

如何預防或緩解？

若只是輕微的打鼾，發生在家人之間，建議不會打鼾的那個人先去睡覺，打鼾的人則晚一點睡，那就可以和平相處。不過，若嚴重到會影響家人生活，還是去求醫比較安全。

臺灣人不可不知

輕度打鼾不是病，就像有人愛多講幾句話，不用嫌人家嘮叨，習慣就好。但若影響到睡眠或心肺功能等，則應盡速求助耳鼻喉科專家，對症治療。另外，臺灣人愛買「止鼾枕」之類的產品來防止打鼾，其實並沒有實證背書。

前頁答案：不正確

病症

13

眩暈

Q:

暈到快吐，就醫前先不要吃東西，不然可能造成吸入性肺炎？

□ 正確　□ 不正確

眩暈的真相

暈有很多種，悶悶的暈、天旋地轉的暈、連走路都不太穩的暈、差點昏過去的暈，醫師其實很難從病人的描述得知實情。

若有這樣的暈，反映的無論是小毛病或大毛病，重點是不要自己處理，一定要去求醫，交給醫師判斷問題是出在內耳循環不良、腦神經病變、心血管、腦瘤或中風所致。

如何預防或緩解？

若是張開眼睛就天旋地轉，甚至吐得半死，建議閉眼休息一下再去就醫。

若認定家人的暈百分之百或百分之九十以上是低血糖發作造成的，先趕快給他喝一點糖水，是沒關係的。

臺灣人不可不知

地下電臺常說的「頭昏目暗」常被暗指是性功能障礙（俗稱敗腎）所致，其實是以偏概全。希望大家用心找出原因，再對症治療比較安全。

前頁答案：正確

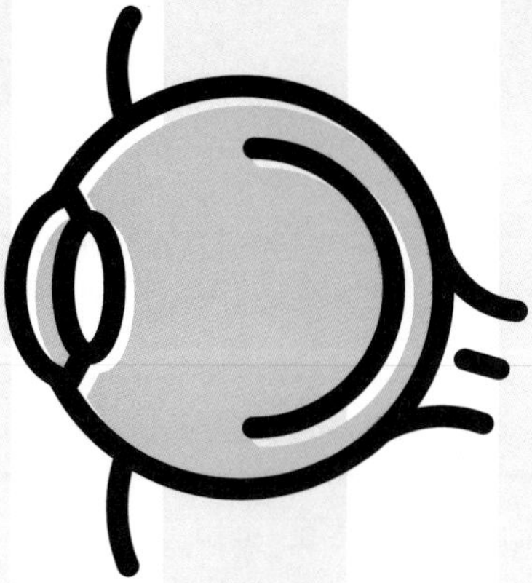

眼部

病症 14

眼睛乾澀

Q:

有眼睛乾澀困擾，在就醫前最好點一下眼藥水，可以幫助醫師做出診斷？

□ 正確　□ 不正確

眼睛乾澀的真相

角膜外面有三層淚液，包括油脂、水液與黏液，只要有一層分泌不足或不均，就會覺得眼睛乾澀。到底是哪一層出問題，是不是乾眼症，醫師會幫我們做正確診斷。

關於乾眼症，醫師會判斷是否為內科方面的疾病造成，例如自體免疫疾病。有些人是肌肉、神經問題導致睡覺眼睛闔不起來，通常都會引發乾澀。這些事情都要讓醫師知道，才有辦法正確診斷、治療。另外提醒，別隨便服用藥物或在眼部塗抹藥水、藥膏，以免妨礙醫師做出正確判斷。

如何預防或緩解？

長期用眼、不讓眼睛休息是造成眼睛乾澀、疲勞的主因。讓眼睛休息一下應該可以緩解眼睛乾澀，千萬不要自作主張亂點含有類固醇或抗生素的眼藥水。

臺灣人不可不知

市售人工淚液一大堆，但願大家別「臭頭厚藥」（臺灣俗諺，意指一人有病，多人介紹妙方），找到真正原因再治療，才不會延誤病情。喜歡追劇、玩手機遊戲、加班盯著電腦螢幕不放的人，也容易眼睛乾澀，不得不小心。

前頁答案：不正確

病症

15

眼睛紅

Q:

眼睛紅若只輕微發生在眼白，這通常是結膜下出血，不用太緊張？

□ 正確　□ 不正確

眼睛紅的真相

眼睛紅的原因很多，包括角膜損傷、急性結膜炎、急性青光眼、急性虹彩炎，或是結膜下出血等，從眼睛裡到外的疾病都可能造成眼睛紅，程度從輕到重都有。有時急性青光眼還不至於造成眼睛嚴重損傷。另一種情況，眼白若只有輕微的紅，這通常是**結膜下出血**，不用太緊張。但若伴隨頭痛、發燒、眼睛痛等症狀，那就要注意了，一定要趕快求醫。

角膜若有損傷而用眼睛紅來表現，這種情況亂點藥水會很難處理。

如何預防或緩解？

處理眼睛紅的第一個要務是先讓眼睛稍微休息，除非必要，否則**不要亂點藥水**、不要吃任何相關藥物以免造成診斷上的困擾。

臺灣人不可不知

很多臺灣年輕女性喜歡戴角膜變色片，戴久了常會眼睛紅。紅眼症幾乎人人有經驗，多半會有淚水和眼睛癢，不可隨便買藥水自我治療，尤其是亂點抗生素或類固醇，常會造成意想不到的後遺症。

前頁答案・正確

病症

16

眼睛癢

Q:

花太多時間滑手機，容易造成眼睛癢？

☐ 正確　☐ 不正確

眼睛癢的真相

眼睛癢的原因非常多，例如接觸粉塵、花粉、過敏，或是眼睛局部發炎，包括化學刺激、細菌感染、病毒感染等所引起的結膜炎，甚至花太多時間滑手機、看電視，用眼過度也會有發癢、發痛的感覺。長期使用隱形眼鏡，也可能造成眼睛發癢。

如何預防或緩解？

想想有沒有使用什麼藥物，包括引起眼睛癢的化妝品。若有，就暫停使用，且讓眼睛多休息，應該就可以緩解眼睛癢。

臺灣人不可不知

常聽天氣預報說今天「紫爆」，眼睛就開始癢。人人都有眼睛癢的經驗，用手揉更癢，癢到淚水直流，是睫毛倒插？結膜炎？過敏？都有可能。千萬不要自作主張隨便點含有類固醇的眼藥水，畢竟，這是靈魂之窗啊！

前頁答案：正確

病症

17

眼睛痛

Q：

眼睛痛最常見的原因之一是青光眼？

☐ 正確　☐ 不正確

眼睛痛的真相

眼睛紅、癢、刺痛、脹痛、分泌物增加、有燒灼感或異物感，這些都常被病人用眼睛痛來描述。

其實眼睛痛的原因相當多，例如眼瘡、眼皮發炎，或是乾眼症所造成的角膜發炎，還有點藥水造成的刺激，甚至導致角膜潰瘍。最常見的原因則是青光眼、虹彩炎、視神經發炎等。

眼睛痛可能是小病，也可能是大病，別誤以為是感冒造成的而輕忽了。

如何預防或緩解？

若發現家人突然視力模糊、眼睛痛到想吐、發燒，就要立即就醫。以上症狀都沒有的話，那問題比較小，去一般眼科門診檢查即可。

臺灣人不可不知

眼睛痛的原因可能來自於眼睛本身，也有可能是其他疾病引起，千萬不要隨便吃止痛藥、點眼藥水來自我治療。很多人介紹眼球按摩、吃葉黃素、多看綠色物體，說是可以保護眼睛，其實這些都沒有具體實證。

前頁答案：正確

病症 18

視力模糊

Q:

突然間視力變得模糊，有可能是視網膜剝離？

☐ 正確　☐ 不正確

視力模糊的真相

視力模糊最常見的原因是**感染症**，例如細菌、病毒感染；非感染性的原因則如葡萄膜炎、交感性眼炎。當然，眼睛疲勞、使用過度會造成視力模糊，近視、遠視、老花、散光這些屈光問題也是潛在的原因，青光眼、玻璃體混濁、視網膜血管病變、視網膜剝離、黃斑部病變，以及一些眼疾留下的後遺症也會被醫師列入考量。

內科疾病例如高血壓、糖尿病、腎炎的視網膜病變等也可能造成視力模糊。

如何預防或緩解？

過度用眼會讓眼睛的睫狀肌持續緊繃，造成視力模糊，這時應該多休息。常常讓眼睛暴露在紫外線下，造成白內障也會引起視力模糊，這時減少紫外線的暴露也可減少視力模糊。

臺灣人不可不知

臺語說「目睭矇霧」就是視力模糊，很多民間人士把它和性功能障礙（俗稱敗腎）扯在一起，其實是不恰當的說法，應該查明原因，導正觀念。

前頁答案：正確

病症

19

怕光

Q:

眼睛怕光的原因若是角膜受傷，復原機率相當低？

☐ 正確　☐ 不正確

怕光的真相

怕光大多是眼睛前面出了問題，包括結膜炎、角膜炎，或是角膜上面有異物、角膜破皮、潰瘍，以及虹彩炎、睫狀體發炎等，從輕微到嚴重的疾病，都是怕光的潛在原因，還可能伴隨流淚的症狀，所以千萬別輕忽。

如何預防或緩解？

第一個步驟就是先問家人是不是以前不怕光，最近才突然發生的？其次再問家人有沒有眼睛紅、眼睛痛、想吐這些症狀；第三個要看看最近吃的藥物或在眼睛上點什麼藥物而造成這個現象，若有的話，就暫時停藥。

若沒有伴隨發燒、頭痛等症狀，那就**暫時戴個墨鏡**，避免直接接觸光線，接著趕緊求醫，因為要是問題出在角膜受傷，大概就很難好了。

臺灣人不可不知

怕光的原因很多，不是戴墨鏡就能解決，先請眼科專家找出真正的原因，再做正確的治療，不要隨便買含有類固醇的藥水來滴，以免傷了眼睛，延誤診治。

前頁答案：正確

病症 20

眼瞼下垂

Q:

眼瞼下垂是身體退化的自然現象，不用大驚小怪？

□ 正確　□ 不正確

眼瞼下垂的真相

當眼瞼的高度比黑色瞳仁（角膜上緣）大概**低一毫米以上**就叫眼瞼下垂。先天性的原因像是一出生提瞼肌就發育得比較不好。後天性的原因包括外傷、重症肌無力、神經病變（包括顏面神經麻痺）、交感神經出問題、腦部腫瘤造成神經麻痺、眼睛內部長腫瘤等，都可以造成眼瞼下垂。

年紀一大，提瞼肌的功能退化、位置鬆散，因為重力的關係，造成老人家眼睛看起來鬆垮垮的，也會造成眼瞼下垂。

如何預防或緩解？

不要以為眼瞼下垂是年紀大了自然就會退化，還是建議找專業的眼科醫師來判斷，不然小病拖成大病，誤了自己的健康。

臺灣人不可不知

臺灣人流行割雙眼皮，讓自己看起來更美，也流行打玻尿酸、肉毒桿菌等來處理眼瞼下垂，但千萬要先弄清楚是什麼原因導致眼瞼下垂再處理，以免後果不可收拾。

前頁答案：不正確

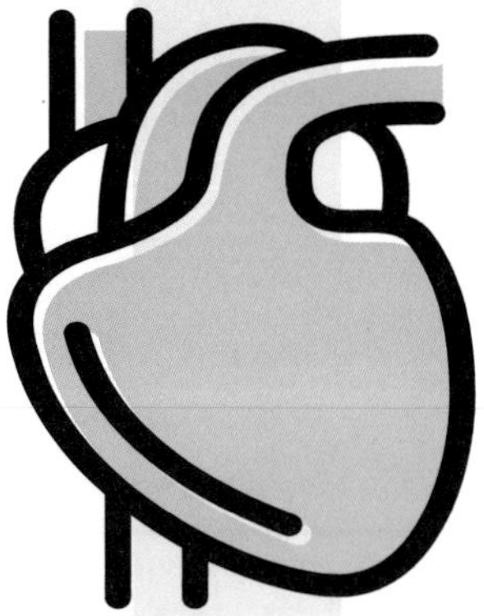

心肺、血管功能

21 咳嗽
22 咳血
23 胸悶
24 氣促
25 呼吸困難
26 二尖瓣脫垂
27 靜脈曲張
28 發紺

病症

21

咳嗽

Q:

咳嗽表示感冒了？

□ 正確　□ 不正確

咳嗽的真相

有人一咳嗽就懷疑是不是感冒，其中更有人咳了很久才發現原來不是。除了口腔之外，鼻過敏、鼻竇炎等，以及氣管、支氣管、氣喘、肺癌、空汙造成的過敏等，甚至是橫膈膜、胃（例如胃食道逆流）、咽喉炎，都是可能的原因。治療高血壓的藥物也可能造成咳嗽。甚至是心臟衰竭也可能以咳嗽和喘來表現。

還有一種是心因性的咳嗽，就是覺得喉嚨有東西，心裡想咳但咳不出來。

如何預防或緩解？

氣候（氣溫）的變化、空氣汙染常造成呼吸道的刺激而引起咳嗽，不妨先穿暖和一些，戴口罩保護鼻子，減少呼吸道受刺激的機會。若是乾燥症引起的咳嗽，含點清涼的東西或喝點溫水也可減緩咳嗽。

臺灣人不可不知

空氣汙染容易刺激呼吸道，冷空氣也是，臺灣有很多人戴口罩出門，多少可以防止冷空氣的刺激，也多少阻擋一些粉塵與飛沫傳染，但病毒的體積很小，口罩的縫隙終究無法小到能完全將病毒阻擋在外。

前頁答案：不正確

病症

22

咳血

Q:

凝血功能異常也可能是咳血的原因？

☐ 正確　☐ 不正確

咳血的真相

起床後咳一聲，痰中帶一些血絲就是咳血。血可能來自鼻腔、鼻竇、喉嚨、氣管、支氣管，甚至是從胃嘔出來，在搞清楚真正的原因前，不要妄加解釋。咳得很厲害，要考慮是支氣管炎、支氣管的擴張症、肺結核、肺癌。

凝血功能不正常也有可能讓血流出來，造成咳血。

如何預防或緩解？

若咳血的量不是很大，可以暫時躺下來休息一下。若伴隨發燒或呼吸較喘，要馬上就醫，把原因找出來。

若是從鼻子流下去咳出來的這種情況，可以在額頭、鼻子**冷敷**稍微止血，再用棉花或紗布塞住出血點，趕快就醫。

臺灣人不可不知

臺灣的空氣汙染是肺病（包括肺癌）的元兇之一，最近頗受臺灣民眾關注的職業「美食外送員」天天暴露在空氣汙染中，要做好確實的防護才是，以免增加罹患肺疾的風險。

前頁答案：正確

病症

23

胸悶

Q:

大多數的胸悶是心理因素造成的？

☐ 正確　☐ 不正確

胸悶的真相

最常見的是功能性胸悶，也就是沒什麼身體毛病，通常是與人爭執、遇到不愉快的事或過度疲勞時，覺得吸不過氣、沒有足夠氧氣的感覺。

另一種是器官性胸悶，例如呼吸道阻礙，包括甲狀腺腫大壓到氣管、支氣管，或是氣喘、氣胸、肺炎、肺氣腫、肺梗塞。心臟方面的原因包括心臟病、冠心病、心臟裡面有腫瘤、心肌發炎等，心臟下面的橫膈膜病變也可能是原因。

有些新陳代謝問題，包括糖尿病等造成的酸鹼平衡失調，也不能排除。

如何預防或緩解？

若是胃食道逆流造成胸悶，暫時喝點溫開水、走一走，應該可以減緩。若是發脾氣造成胸悶，先坐下或躺下來深呼吸幾下，也可減緩胸悶。

臺灣人不可不知

臺灣人的心臟病好發年齡越來越低，不少人壓力大、睡眠少、喝酒、熬夜，久而久之，血壓、血脂肪升高，無形中增添不少心血管的負荷，一旦出現胸悶就一發不可收拾，千萬大意不得。

前頁答案：正確

病症

24

氣促

Q:

呼吸急促的原因不見得是肺部問題，新陳代謝、內分泌出狀況也要納入考量？

□ 正確　□ 不正確

氣促的真相

氣促就是呼吸急促，很多人吸不到氣或用力呼吸，也會自我描述為氣促。

氣促的原因非常多，例如呼吸系統的問題，包括氣喘、肺炎、肺癌，還有心臟問題（例如心臟衰竭、心肌梗塞）或是腹腔、胃腸有什麼東西阻塞等，另外像是酸中毒這類新陳代謝的問題，又如內分泌或血液系統，包括神經、中樞神經系統的問題，以及嚴重貧血、過敏症，全都有可能造成氣促。

如何預防或緩解？

若只是單純呼吸有點急促，沒有發燒、嘔吐、頭痛、肚子痛、臉色蒼白等症狀，可以喝點溫開水、休息看看。若沒有改善，還是盡快就醫比較安全，例如很難被診斷出來的肺栓塞，也很容易造成氣促，不快點處理會致命。

臺灣人不可不知

小朋友功課多、青少年升學壓力大、自覺失戀、追偶像、遭霸凌，這些可能誘發氣促的情況真不少，應該鼓勵他們多多建立自信心與戰鬥力，不做草莓族，氣促就會遠離。

前頁答案：正確

病症 25

呼吸困難

Q:

除了心臟、胸腔問題，血管問題也是呼吸困難的可能原因？

□ 正確　□ 不正確

呼吸困難的真相

其實呼吸困難與氣促很難清楚區分，若病人描述真的很想喘，但喘不過來，想要吸一口氣都很難，那便會定義為呼吸困難。

大部分的呼吸困難都來自於呼吸道的問題，從鼻腔阻塞一直到支氣管，例如氣喘或肺炎，以及心肌缺氧、心臟衰竭、間質性肺病、慢性堵塞性肺病、血管問題等，這些原因大概佔了百分之八十到九十。

如何預防或緩解？

若家人症狀輕微，也許是心理因素造成的，試著喝溫開水休息、安慰一下，或許會緩解。若過了幾分鐘仍沒有效果，應盡速就醫，因為氣喘、心肌梗塞都要搶時間救治的；若是慢性病，也包含腫瘤，則需要進一步檢查。

臺灣人不可不知

臺灣的空氣越來越糟，引發呼吸困難的機會越來越大，平常活動應避免暴露於空汙（含汽機車、沙塵暴、化學汙染等），若還是呼吸困難，那就要小心是否是心肺疾病產生了。

前頁答案：正確

病症 26

二尖瓣脫垂

Q:

二尖瓣脫垂很常見，但不見得都跟心臟病有關？

□ 正確　□ 不正確

二尖瓣脫垂的真相

很多人聽見心臟有雜音再去做超音波而發現二尖瓣脫垂，但也有人無法察覺雜音，只覺得胸悶、胸痛，做了檢查後才知道。

目前並不清楚成因，其盛行率高達百分之五到十，可能是先天就有，也可能是後天發炎或因其他疾病造成。

如何預防或緩解？

二尖瓣脫垂真的很常見，碰到了不要以為得了心臟病。有的求診者較瘦，因吃不下而體重減輕，這就不是二尖瓣脫垂造成的。還有求診者說跑幾步就會喘，但不見得每個二尖瓣脫垂都會這樣，要去檢查肺或心臟。若有併發心臟內膜炎，甚至逆流嚴重造成肺水腫或心臟衰竭，那就極為嚴重了，只能盡速就醫。

臺灣人不可不知

臺灣人二尖瓣脫垂的盛行率並不低，但大多數沒有什麼症狀，反而是知道有二尖瓣脫垂之後才緊張的人比較多。千萬不用為了此病而焦慮，只要記得定期檢查，就不會有事的。

前頁答案：正確

病症 27

靜脈曲張

Q:

肝硬化病人通常胸腹部會出現蜘蛛網狀的靜脈曲張？

□ 正確　□ 不正確

靜脈曲張的真相

靜脈曲張有很多類型，例如肝硬化病人因為肛門靜脈壓力太大，回流減少，因此在腹部或胸部會浮出蜘蛛網狀的靜脈曲張。還有一種是久站之後，靜脈裡面的一個薄膜閘門關不緊，血液不能回流，堆積在下面靜脈就擴大。家族遺傳、過胖、懷孕，也都可能有靜脈曲張。

如何預防或緩解？

靜脈曲張剛開始症狀通常不會太明顯，久了才腫痛或容易疲勞。若身體沒有其他毛病，只是單純薄膜閘門關不緊造成靜脈曲張或水腫，那可穿**彈性襪**來改善。若曲張程度嚴重，或除了下肢之外，還有胸腹部的靜脈曲張，這就要非常小心。男性睪丸內的精索靜脈曲張，不要自行處理，請讓醫師進一步檢查。

臺灣人不可不知

靜脈曲張的原因很多，不完全是血液循環不良造成的，所以無法用泡湯的方式來治療靜脈曲張，但是泡湯確實可以改善血液循環，使靜脈曲張的惡化程度減緩。不過，身上若有發炎、傷口，是不建議泡湯的。

前頁答案：正確

病症

28

發紺

Q:

明明沒有撞傷，皮膚卻出現泛紫斑塊，這就是發紺，原因可能跟肺部問題有關？

☐ 正確　☐ 不正確

發紺的真相

發紺是指皮膚原本是黃色，但看起來有點像紫黑色，這通常是體內血紅素脫氧，氧量不太夠所造成。

發紺有時是中心性的，像是心臟問題（例如心臟排出量減少、先天性心臟病等）、血管問題（例如動脈阻塞、周邊血液循環不良、血壓太低甚至有休克等）、肺部問題（例如肺動脈受損、肺氣腫、肺炎），也可能是局部性的，例如靜脈瘀血造成的局部發紺。雷諾氏症候群也是潛在原因之一。

如何預防或緩解？

因為一般人家裡沒有氧氣治療設備這種特殊器材，所以不要自行貿然處理。家人可以觀察一下，發紺是從什麼時候開始的，有沒有其他併發症。

臺灣人不可不知

臺灣夜市一大堆，逛夜市吃很多香腸、熱狗、臘肉等加工肉品，其中含有過量亞硝酸鹽，讓正常的低鐵血紅蛋白失去輸氧功能，因而使皮膚從肉色變青紫色，千萬不要以為壓壓驚、吸吸氧氣、吃補就可以，盡速求醫才是良策。

前頁答案：正確

骨骼肌肉系統

病症

29

下背痛

Q:

下背痛最大的原因是椎間盤突出？

☐ 正確　☐ 不正確

下背痛的真相

最常見的原因是久坐，因肌肉疲勞、韌帶拉緊久了造成。運動扭傷或挫傷，還有關節問題，例如姿勢不良、突然間舉重物、推重物造成的椎間盤突出等，都是原因。至於比較特殊的情況，像是僵直性脊椎炎、類風溼性關節炎，醫師光靠提問或照 X 光是發現不了的，一定要驗血。

內臟方面，卵巢、子宮，以及腎臟等腹腔問題表現出來的疼痛，或是痛個兩、三天長出帶狀皰疹的痛，都可能讓人誤以為是下背痛，但其實不一定。

如何預防或緩解？

最好的方式就是稍坐休息。若非急性傷害，可試著局部**熱敷**；急性傷害則要固定住、**冰敷**，接著求醫。出現危險徵兆，例如發燒、出血等，快去就醫。

臺灣人不可不知

臺灣不少勞工會久站、久坐，下背痛的盛行率很高，而一般人刷牙姿勢不良閃到腰、睡覺的床墊太軟或太硬也容易造成下背痛，長期姿勢不良也是元凶之一，最常被忽略而捉去開刀的僵直性脊椎炎所引起的下背痛也不少見。

前頁答案：不正確

病症

30

肌肉痠痛

Q:

若肌肉局部沒有很痛，也沒有發燒，可試著熱敷緩解？

☐ 正確　☐ 不正確

肌肉痠痛的真相

肌肉內含血管、神經與肌纖維，要看看是哪個地方出問題，例如運動過度拉傷肌纖維，或吃了降膽固醇藥物或病毒感染造成肌肉刺激。

其他原因，例如白血球受到某些變異體刺激之後，導致肌肉裡的酵素增加，或是血管發炎阻塞、肌肉發炎。自體免疫疾病如皮肌炎，抽血檢查才能發現。

如何預防或緩解？

若懷疑是做某些動作造成，就盡量少做。懷疑是吃藥造成，那就停藥幾次，觀察是否減緩。休息一下卻越來越痛，可能是血管阻塞，要盡快就醫。

局部沒有很痛、沒有發燒，試著**熱敷**增加血液循環、減輕發炎現象。若是急性發炎就**冰敷**，例如急性傷害、皮下出血、肌肉裡出血，並盡速求醫。

臺灣人不可不知

每個人或多或少都有肌肉痠痛的經驗，包括過年打麻將，牌桌太高，加上勝負心作祟、坐姿不良、手腕反覆扭轉等因素造成肌肉痠痛的情況也不少見，適當休息是最好的對策。

前頁答案：正確

病症

31

肌少症

Q：

肥胖者不會有肌少症？

☐ 正確　☐ 不正確

肌少症的真相

很多肥胖者認為自己不可能有肌少症，但肌少症是指肌肉少而不是體重少，**所以肥胖者也可能會有肌少症**。

每個人三十歲後肌肉量開始下降，六十歲後降得更快，較常發生在老人身上，因為年紀大了、體重增加，或是有氣喘、憂鬱症、心臟衰竭、骨質疏鬆等病症，造成行動不便或不想動，肌肉量便開始萎縮。

如何預防或緩解？

肌少症導致肌力衰退、肌耐力減少，很多副作用就出現了，例如**容易跌倒**，惡性循環之下情況會越來越糟。所以家人應該鼓勵這樣的人，尤其是老人，一定要多走路，或在床上做一些動作來維持基本的肌肉量。

臺灣人不可不知

臺灣年輕人迷上電玩桌遊、流連網咖，既不注意吃，運動量也減少，肌少症因而有年輕化的趨勢。不管是年老、年少，都要注意補充蛋白質，多運動，加上手、腿、腰的肌力訓練，對於肌少症的預防與治療都有很大的幫助。

前頁答案：不正確

病症

32

纖維肌痛症

Q:

這是一種非常神祕的疼痛，目前並不清楚原因？

☐ 正確　☐ 不正確

纖維肌痛症的真相

這個病跟關節痠痛、肌肉痠痛非常不一樣，是一種非常神祕的疼痛。全世界至少有百分之二到四的人有纖維肌痛症，女性比男性多八倍，好發於二十到五十歲。

目前並不清楚原因，很多情況是發現病人有退化性關節炎、甲狀腺的毛病或缺乏維他命D而診斷出來。若這些都沒有，病人還是稍微一摸、一動就很痛，雖然有的醫學會定義至少要涵蓋兩個身體部位，腰部的上下區域，持續三個月以上，被慢性的痛苦所困擾等，但在實務上這還是相當難斷定的。

如何預防或緩解？

肌肉骨骼痠痛最好的緩解方法就是休息與減少壓力，可以泡泡溫泉、溫水，聽聽音樂，盡量放鬆。

臺灣人不可不知

近來這種病在臺灣越來越多，難以診斷考倒不少醫師，各種偏方與廣告應運而生，有的人會嘗試針灸、推拿、做麻醉、吃嗎啡，但這些方法都無實證背書。

前頁答案：正確

病症

33

關節腫痛

Q:

關節腫痛表示罹患了痛風？

□ 正確　□ 不正確

關節腫痛的真相

沒有外傷，但關節突然腫或痛起來，要設想是關節軟組織，包括韌帶、滑膜等是不是有發炎，而不要誤以為是撞到東西造成的。

若前一天吃了很肥美的食物，例如啤酒、豆類、內臟、濃湯等，隔天醒來發現腳踝或大拇指又腫又痛，摸起來熱熱的，這個大概是**痛風**。若不是前述情況，年紀稍大一點，隔天起床發現膝關節不太能動，有一點腫，摸起來裡面好像有一點聲音，那這就可能不是痛風，而是**退化性關節炎**。

如何預防或緩解？

急性的腫痛可以先**冰敷**來減低局部發炎，真的很痛就包住固定，讓關節不要滑動，再盡速求醫。不要動不動就使用止痛藥，腎臟不好，吃止痛藥可能會傷腎的。若以為是痛風而吃排尿酸的藥，則可能會更加疼痛。

臺灣人不可不知

至少半數臺灣人曾關節腫痛，電視、廣播、網路上介紹一堆膏、丹、丸，越吃洗腎的就越多，也有不少被抓去開刀，千萬要查明原因再處置。

前頁答案：不正確

病症

34

關節僵硬

Q:

常常不運動，久了關節軟組織會退化，造成關節僵硬？

□ 正確　□ 不正確

關節僵硬的真相

關節的範圍包括表皮到皮下組織，含軟骨、韌帶、關節囊、滑膜等，若有急性扭傷、挫傷、拉傷等，就會併發紅腫熱痛，最嚴重的結果就是關節僵硬。

至於慢性的情況，例如類風溼性關節炎、退化性關節炎等，是由於關節長期發炎，造成軟組織纖維化，因此不太能動。另一種情況是常常不動，久了軟組織便退化，最後就變成關節僵硬。比較常見的則是關節裡面的組織隨老化自然退化，肌力與肌腱韌帶彈力減少、神經功能退化等造成關節僵硬。

如何預防或緩解？

先局部**熱敷**，或輕動一下，看看能不能稍微舒緩，真沒辦法就要求醫。有人會嘗試推拿診疾，但用力過猛會傷到脆弱的關節，也可能拉斷退化的韌帶。

臺灣人不可不知

很多人認為少爬山、少爬樓梯才能保護膝蓋，其實這是誤導。若膝蓋沒什麼病變，還是可以爬樓梯的，當膝蓋有骨關節炎等狀況造成不方便，才要暫時避免爬樓梯，否則對骨骼、肌肉都是不公平的。

前頁答案：正確

病症 35

骨質疏鬆

Q:

關節僵硬、關節痛，是骨質疏鬆惹的禍？

☐ 正確　☐ 不正確

骨質疏鬆的真相

很多人發現自己關節僵硬、關節痛，就以為是骨質疏鬆，其實不見得。骨頭有固定的密度，骨質密度下降造成骨質風險增高，才稱為骨質疏鬆。

骨質疏鬆的原因是**礦物質流失**、**維他命D不足**，以及**骨頭使用率低**。以下情況都是醫師診斷時會關心的：有沒有酗酒、厭食症、腎臟病、甲狀腺功能問題、卵巢切除造成內分泌的問題、運動不足、吸菸太多太久等。

如何預防或緩解？

別動不動就去買維他命D或用打針的方式補充骨質，有時補了反而有害，因為藥用久了可能造成牙槽敗壞。建議**每天曬兩分鐘的太陽**，讓腎臟能活躍地製造維他命D3，也可吃點小魚乾、吻仔魚或堅果，攝取充足的鈣質。

臺灣人不可不知

除了曬太陽和攝取富含鈣質的食物，可以動就盡量走動，也能預防骨質疏鬆。但多吃鈣與維他命不見得就安全，要請教專科醫師。維骨力等產品並無實證有治療骨質疏鬆的效果。

前頁答案：不正確

病症

36

肢端肥大

Q:

長得高、塊頭大就是肢端肥大症？

☐ 正確　☐ 不正確

肢端肥大的真相

骨頭的生長是由生長激素控制的，若骨頭的生長板關閉後，生長激素還繼續分泌的話，就會造成手腳腫大，也就是肢端肥大症。很多案例是小時候就出現症狀，在美國每十萬人中就有六人罹患肢端肥大症。

此外，患者的前額、下巴或鼻子會比正常人大，皮膚較厚，聲音低沉，或合併有視力與心臟問題、頭痛、關節痛、糖尿病、高血壓、呼吸中止症、牙齒空隙增加導致進食困難，女性經期不穩、胸部縮小，男性則是陽痿症等症狀，不是只有肢端肥大單一症狀而已。

如何預防或緩解？

這些症狀也可能是**腦下垂體腫瘤**造成的，盡早與神經外科醫師配合，採用手術切除，有殘餘腫瘤再用放射線治療，成效大都很不錯。

臺灣人不可不知

不要以為吃了「轉大人」藥物就能增加身高，搞不好長高了、肢端變大了，才發現原來是腦下垂體有問題所致，其實跟吃藥是無關的。

前頁答案：正確

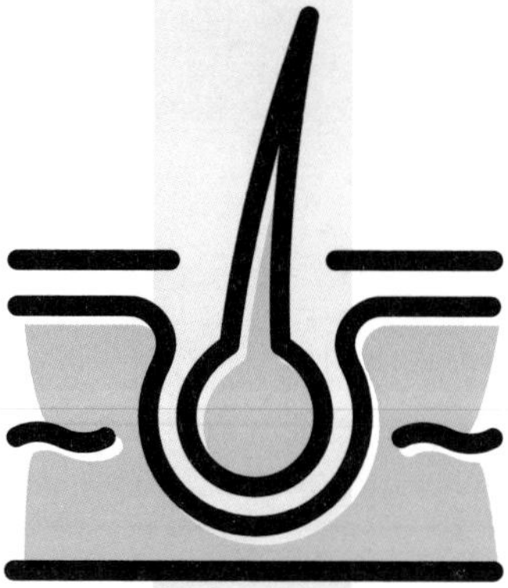

皮膚

病症 37

皮膚癢

Q:

皮膚表面神經受刺激可能造成皮膚癢，而糖尿病、腎臟病，甚至腦部病變也會？

□ 正確　□ 不正確

皮膚癢的真相

很多人認為皮膚癢是過敏或碰了什麼東西造成的，但真相沒有這麼單純。

皮膚癢的原因有可能是皮表上面的神經受到刺激，也可能是體內的問題，例如糖尿病、腎臟病、腦部病變造成皮膚的神經感覺受到傷害，另外像是鈣、磷、鎂這些離子過高也是原因之一，所以皮膚癢並沒有那麼簡單。

如何預防或緩解？

很多人皮膚癢會自行買藥吃或擦，其實這並不是正確的作法，應該先找出原因，究竟是感染造成，或皮膚真的有過敏性反應，包括蕁麻疹等，甚至於前面提過的體內病變，以及正在使用的藥物，例如類風溼性關節炎使用的奎寧，或是嗎啡製品，這些都是潛在原因。

臺灣人不可不知

臺灣地形特殊、溼氣重，很多人對氣溫、溼度不適應，種種因素造成皮膚感染（例如黴菌或細菌）、蕁麻疹或溼疹，有人養貓養狗，對毛屑或其排泄物過敏，花樣很多，千萬不要隨便擦類固醇，造成皮膚萎縮，搞不好會更癢。

前頁答案：正確

病症

38

皮膚硬化

Q:

站立過久出現的水腫現象，是皮膚硬化最常見的前兆？

□ 正確　□ 不正確

皮膚硬化的真相

由於皮膚硬化是慢慢發生的，所以常會被忽略。有人會在身體局部變得沒以前輕鬆自如，或摸起來有點硬硬、腫腫的感覺，誤以為是水腫時才就醫。

皮膚硬化的原因很多，例如淋巴性、靜脈性、腫瘤性的水腫，甚至皮膚本身有基底細胞癌、類癌症候，都是可能原因。自體免疫疾病也不能排除在外，稱作硬化症或硬皮症，會慢慢從局部發展到全身。有時也要考慮是甲狀腺問題造成的免疫性水腫。

如何預防或緩解？

平常洗臉、洗澡時，多留意自己的皮膚跟以前相比，柔軟度、水腫程度有沒有不太一樣的變化，這樣就可以早點察覺皮膚硬化的問題。

臺灣人不可不知

這是一種特殊的自體免疫疾病，別相信是中毒或吃錯東西而一味「排毒」，甚至採用更為激烈的手法，應盡速找風溼免疫專家做進一步診治才對。

前頁答案：不正確

病症

39

蕁麻疹

Q:

家中養貓狗，染上蕁麻疹的機會比較高？

□ 正確　　□ 不正確

蕁麻疹的真相

蕁麻疹最明顯的症狀就是癢，接著是皮膚出現斑塊，或局部出現小小突出來的東西，常讓人以為是自己抓出來的或是被蚊蟲咬到。

蕁麻疹的形成原因非常多，包括食物、氣候、溫度、溼度、紫外線、陽光照射、昆蟲叮咬、心理壓力等。也有可能是養了貓、狗等寵物後而出現蕁麻疹。

如何預防或緩解？

最好能記住到底是吃了什麼東西，例如海鮮、牛奶、雞蛋、藥物等，就開始有這樣的症狀出現，也要記錄到底吃了多久才發生蕁麻疹，當務之急就是立即停止吃這些東西或藥物，應盡速就醫。

臺灣人不可不知

皮膚上有突出來的斑塊，加上奇癢無比，就是過敏反應。一般人都誤以為是肝不好，其實這是兩回事，絕大部分是過敏反應，不是肝不好，千萬不要因為迷信而亂用保肝藥。

前頁答案：正確

病症 40

掉髮

Q:

女人在更年期後漸漸沒有荷爾蒙保護，有可能開始掉髮？

☐ 正確　☐ 不正確

掉髮的真相

落髮量一天一百根以內是正常的。理論上男性的雄性禿在**青春期**後就會有，而女人在**更年期**後漸漸沒有荷爾蒙保護，或是**產後**荷爾蒙的變化，都可能導致掉髮。黴菌感染、內分泌或新陳代謝的疾病、泌乳素太高、卵巢或腎上腺的荷爾蒙變化，以及蛋白質攝取量不足、吃減肥餐急速減重，還有特殊的拔毛癖、癌症化療藥物、治痛風的秋水仙素、水銀中毒，這些統統都是掉髮的可能原因。

如何預防或緩解？

藥物因素之外，若是皮膚毛病例如癬、黴菌，要先治療。若懷疑是自體免疫疾病、內分泌或甲狀腺疾病，要進一步檢查才知道。若明確知道原因出在洗髮精、護髮乳，就暫時不要使用。掉髮不是急病，不要太恐慌，慢慢查出原因就好。

臺灣人不可不知

有人愛美吃減肥藥怕掉髮，其實目前國內核准的減肥藥成分不會造成立即減重，當然也不會掉髮，除非是使用非法或不適當的減肥藥，就另當別論。

前頁答案：正確

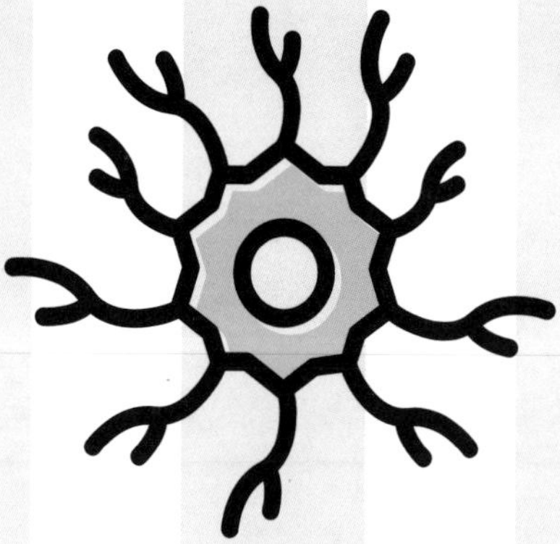

神經系統

41 頭　痛

42 記憶力減退

43 意識障礙

44 步態不穩

45 顏面神經麻痺

病症

41

頭痛

Q:

血管出問題也可能產生頭痛？

☐ 正確　☐ 不正確

頭痛的真相

很多人以為頭痛沒什麼，但結果是惡疾的前兆；當然也有人其實只是緊張或睡不好而頭痛，卻以為自己長腦瘤。頭痛可大可小，發生了還是求醫為上。

從肌膚、肌肉、神經、血管到腦部，都有可能因為發炎、外傷而引起頭痛。感冒、登革熱、一般疾病產生的發燒也會引起頭痛。藥物、食物也是潛在原因。

如何預防或緩解？

頭痛真的很難區別，重點是不要隨便買藥吃，就醫找原因最恰當。

若是急性頭痛當然可以吃止痛藥。若不是急性頭痛則要盡速求醫，因為顱內出血造成的頭痛有可能被誤以為是一般感冒、一般傷痛造成的頭痛，在無法分辨的情況下立即求醫是最好的作法。

臺灣人不可不知

人人都曾頭痛，原因各不同，也最不易診斷。藥物濫用是臺灣最普遍的問題，有人頭痛一次喝三瓶感冒糖漿，更是時有所聞，這是很要命的誤導。

前頁答案：正確

病症

42

記憶力減退

Q:

記憶力減退之後，就離失智症不遠了？

□ 正確　□ 不正確

記憶力減退的真相

「啊！我忘了關水、關瓦斯了！」你常常說「忘了」嗎？**別擔心，有時你只是太忙、注意力不集中，而誤以為記憶力減退。**若你沒有重大的疾病，但突然有這樣的感覺，那就要去做適當的檢查，找出真正的原因。

比較常見的像是中風初期、腦部問題、睡眠呼吸中止症、用藥導致的問題，或是情緒緊張、不良生活習慣，這些都可能造成記憶力不集中、不持久。飲酒過度、睡眠不足也是原因之一。吸太多菸或受到撞擊也有可能造成記憶力減退。

如何預防或緩解？

家人可協助觀察是不是真的常常講了又忘記？瓦斯忘了關或門忘了關？是慢慢而來或突然而來？找出原因就可以預防，不用太緊張。

臺灣人不可不知

喜歡唱歌、喜歡打衛生麻將、喜歡找人聊天、喜歡做戶外活動嗎？這些都是減緩或預防記憶力減退的妙方。當然，沒必要吃的藥不要隨便用。臺灣人很喜歡吃銀杏，認為可以加強記憶力，但這是沒有實證背書的。

前頁答案：不正確

病症

43

意識障礙

Q:

意識障礙最常見的原因是糖尿病？

□ 正確　□ 不正確

意識障礙的真相

大腦功能突然發生變化，造成講話讓人聽不懂，或突然昏過去，這種突然間發生的意識障礙有非常多原因，最常見的就是**糖尿病**。

藥物導致低血糖發作，或是腦部問題（例如因撞擊而造成的腦部傷害）、中風出血、電解不平衡、因其他重大疾病而使用的藥物，也都可能引起意識障礙。

如何預防或緩解？

糖尿病患在家突然發生意識障礙時，可以喝一口糖水，五到十分鐘後可能就會醒過來了。醒不過來就要趕緊求醫，因為可能是腦部產生變化，而不是低血糖。若有使用藥物，那要看是什麼時候吃、吃多少，過量也會造成意識障礙。

臺灣人不可不知

在鄉下，突然間發生意識障礙可能會被認為是神明附身或被鬼魂纏住，延誤救治會要命，應立刻服用糖水，無效的話就要迅速去掛急診，才是良策。

前頁答案：正確

病症
44

步態不穩

Q:

睡不好才會走路不平衡？

☐ 正確　☐ 不正確

步態不穩的真相

我們能好好走路，有賴脊髓、肌肉與骨骼的正常運作。步態不穩最常見的原因就是**帕金森氏症**，除了步態不穩，還常伴隨四肢發抖、輕微彎腰駝背。

與腦部相關的原因，例如暫時性腦缺血、腦性麻痺、失智症，以及腦震盪傷到神經，通常還會伴隨疼痛、噁心、嘔吐。骨骼方面，例如骨軟化症（骨關節不良），與比較少見的骨腫瘤、成骨發育不全。還有一些比較罕見的原因，像是狂牛症、肌肉營養不良症、多發性硬化症，與以前很多、現在少見的惡性貧血。

如何預防或緩解？

通常沒有方法緩解，只能在步態不穩時坐好躺好以防跌倒。若有吞嚥問題就暫時不要吃太多東西，以免嗆到造成吸入性肺炎。藥物造成的，就停藥求醫。

臺灣人不可不知

臺灣已步入高齡化社會，老年人的照護越來越吃重，如何預防跌倒是個大課題，其中步態不穩如何來改善，包括肌肉訓練與維持，營養補充與環境調整都要留意。

前頁答案：不正確

病症 45

顏面神經麻痺

Q：

臉部某個地方有點下垂，要擔心是顏面神經麻痺？

□ 正確　□ 不正確

顏面神經麻痺的真相

主要症狀是嘴巴歪斜、眼皮無法閉合、味覺起變化、食物想吞又吞不下去，喝水流出來等。若只是單純臉有點下垂，不見得就是顏面神經麻痺。

顏面神經麻痺有兩種：第一種是中樞性的顱顏神經、第七對腦神經造成的神經麻痺，另一種是末梢的神經麻痺。第一種要看看是否為中風腦出血、腦血管阻塞、長腦瘤等。若是單純的病毒性感染，痊癒機會較大，但若伴隨嘔吐、頭痛、動作障礙，很可能是中風或是長腦瘤，要迅速送醫。

如何預防或緩解？

切記，若有伴隨動作障礙，甚至語言、意識上的變化，應急速送醫。若為栓塞的中風，馬上處理可能幾個鐘頭就會恢復，如有延誤恐怕就來不及了。

臺灣人不可不知

顏面神經麻痺跟吹冷氣、長期暴露在寒冷環境中是沒有直接關聯的，所以即使是在冷氣房工作的人，或是入秋後缺少面部保暖的人，都不必擔心造成顏面神經麻痺。

前頁答案：不正確

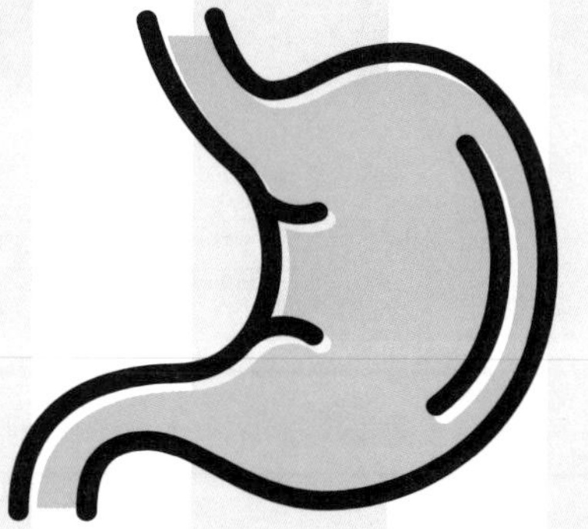

消化系統

46 吞嚥困難
47 噁心嘔吐
48 吐血
49 打嗝
50 胃食道逆流
51 腸躁症
52 大腸瘜肉
53 腹痛
54 兒童腹痛
55 便祕
56 腹瀉
57 大便失禁
58 裡急後重
59 解黑便
60 血便
61 肛門搔癢
62 肛門痛
63 皮膚發黃
64 肝功能異常

病症 46

吞嚥困難

Q:

吞嚥困難時只喝水，有可能造成吸入性肺炎？

☐ 正確　☐ 不正確

吞嚥困難的真相

從咀嚼到吞進胃裡的運動過程發生問題，是最常見的吞嚥困難。從嘴巴、喉嚨到食道某個地方阻塞，稱為機械性的吞嚥困難，是第二常見的原因。

很多人一有吞嚥困難，怕出事就不想吃，所以體重減輕；有人還是會吃，但不吃固狀食物，只喝一些水，但水又容易流到氣管，就可能造成吸入性肺炎。

所以，從口腔到食道，甚至是食道旁的組織結構出問題，都可能影響到吞嚥。

如何預防或緩解？

若發覺家人最近胃口變差，食物咬在嘴邊一直吞不下去或吐出來，或是每吃一口就咳嗽，臉色又有異，那很可能就是吞嚥困難，要馬上就醫。

臺灣人不可不知

照顧長者最要注意的就是吞嚥問題。烹煮食物以新鮮為原則，煮得熟一點、軟一些，但不要太糊、太爛損及味道，才是長者最容易吞嚥的食物。

前頁答案：正確

病症 47

噁心嘔吐

Q:

噁心嘔吐不只發生在腸胃炎患者身上，甚至可能是中風前兆？

☐ 正確　☐ 不正確

噁心嘔吐的真相

噁心嘔吐通常還會伴隨頭暈、流口水、心跳變化、血壓變化等，只是噁心嘔吐症狀比較明顯，所以成為多數人埋怨的內容。

追究原因，從懷孕、腸胃炎、腸胃阻塞、內耳不平衡，一直到食物中毒或藥物副作用，或是腦部問題，例如中風、腦瘤等，都有可能造成噁心嘔吐。

如何預防或緩解？

有這個症狀的人應暫停飲食。若有其他併發症，例如腹瀉、肚子痛、發高燒等比較嚴重的症候時，要特別小心。千萬不要自行處理或使用來源不明的祕方，馬上就醫比較安全。

臺灣人不可不知

懷孕的女性會噁心嘔吐是很正常的，但臺灣外食族多，有些餐廳的「美食」加了太多味素而引起噁心嘔吐的情況也不少見，再加上臺灣拚酒、嚼檳榔的文化，使得噁心嘔吐的機會更為大增，不可不慎。

前頁答案：正確

病症

48

吐血

Q:

愛喝酒容易在食道與胃之間發生問題，吐的時候容易併發流血現象？

□ 正確　□ 不正確

吐血的真相

吐這個動作是指從胃或食道，嘔一聲吐出東西，若吐出的東西裡有血就叫做吐血。從口腔、鼻子、咽喉一直到食道、胃、十二指腸，都有可能是出血點。

吐血的原因很多，包括胃潰瘍、十二指腸潰瘍，甚至是胃癌或胃的其他腫瘤。某些藥物造成的消化道出血，以及肝癌、肝硬化、食道靜脈曲張，這些也都有可能是原因。愛喝酒造成的馬魏氏症候群，容易在食道與胃之間出問題，造成嘔吐時併發流血現象，所以也會吐血。

如何預防或緩解？

輕微吐一下有一點血絲，不用太緊張，找時間去就醫就可以。若血量很大且是鮮血，也有快昏過去的症狀，表示體內出血量非常多，須盡速就醫止血。

臺灣人不可不知

吐血多數是從肺與胃食道出來的，主要是胃與食道。我們常常會用「氣到吐血」來表達憤怒，但除非生氣的人有肺病或胃食道出血，否則光是生氣並不會造成吐血的。

前頁答案：正確

病症

49

打嗝

Q:

喝冰水或閉氣可以有效停止打嗝？

□ 正確　□ 不正確

打嗝的真相

有些人誤以為打嗝是肺裡面或喉嚨裡的聲音，其實不是。喉嚨、食道到胃，這條通道有器官運動過度，讓胃陣發性地攣縮，這才是打嗝。

咳太用力、胃酸逆流、橫膈膜疝氣，或吃太快、喝太多汽水或酒、突然吃進辛辣食物，情緒突然轉變也是原因。藥物方面，則要留意嗎啡類、鴉片類。

另外，中風、腦膜炎等中樞神經疾病，甚至是周邊神經刺激引起胃的蠕動，迷走神經受到刺激等情況也會引起打嗝。

如何預防或緩解？

喝冰水讓胃不要有太多蠕動，或是閉氣引起腦部中樞反應，這些在坊間流傳阻止打嗝的祕方其實不見得有效。

臺灣人不可不知

臺灣流行吃到飽、喝到飽，不少人大魚大肉吃到撐，胃受不了就打嗝不停，休息、吃個藥便沒事，若再加上喝酒、嚼檳榔等習慣，打嗝肯定會拖更久。

前頁答案：不正確

病症
50

胃食道逆流

Q:

患者的共同點是嘴裡或多或少會有酸水？

☐ 正確　☐ 不正確

胃食道逆流的真相

當胃酸分泌太多，或食道與胃中間的閘門沒有關緊，在胃蠕動時胃酸往上去，刺激到閘門覺得「火燒心」，再往上一點刺激到食道中間覺得胸痛，以為是心臟病，這兩種情況都沒有吐胃酸，但都是胃食道逆流。另一種情況，當睡覺躺平，胃酸流到喉嚨造成刺激而咳嗽，這不會吐胃酸，但也是胃食道逆流。

胃食道逆流不見得都是胃酸造成的。必要時照胃鏡檢查是否有胃潰瘍、胃癌。

如何預防或緩解？

觀察一下自己的生活習慣，是不是常常吃完飯後就馬上坐下或躺下？暴飲暴食？習慣睡前吃東西，尤其醣類？少做這些事可以避開大多數的胃食道逆流。若是體重過重引起的胃食道逆流，那就要適當地減重。

臺灣人不可不知

吃太飽本來就容易胃食道逆流，常常上吃到飽餐廳大快朵頤，或貪食太多月餅（以及類似甜食），肯定容易胃食道逆流，難怪電視上緩解胃食道逆流的藥品廣告那麼多。

前頁答案：不正確

病症

51

腸躁症

Q:

腸子蠕動程度異於常人，常常想要大便，這就是典型的腸躁症？

□ 正確　□ 不正確

腸躁症的真相

很多人以為腸子動得很厲害、常常大便就是腸躁症，或稱為激動性大腸症，其實腸躁症不見得只有大便，有的人反而不大便，症狀可說是千奇百怪。

有些腸躁症找不到任何原因。理論上有可能是**生活壓力**或**腸子發炎**，造成腸胃功能障礙，因此大便次數改變，有時便祕、有時拉。

另一種可能性是**食物**引起的，吃了某種食物就想要拉，不吃就沒事。

如何預防或緩解？

先判斷自己是哪一型：不安定型、慢性拉肚子型、分泌很多東西型、肚子很多空氣型。無法判斷原因就安排檢查，例如腹部超音波、大腸鏡，看看器官有沒有問題。飲食造成的就不要常碰，壓力造成的就盡量看開、給予精神支持。

臺灣人不可不知

顧名思義，腸躁症就是某種原因使得腸子比較敏感，並不是細菌群的失衡所造成的，所以吃益生菌遠離腸躁症這種說法，到目前為止並沒有實證背書，反倒是減輕壓力、避免使用某些食物還比較有效。

前頁答案：不正確

病症

52

大腸瘜肉

Q:

大腸瘜肉的成因是腸子發炎？

□ 正確　□ 不正確

大腸瘜肉的真相

瘜肉分為好多型，一般增生型瘜肉沒什麼大問題，但腺瘤性瘜肉可能就有問題了。小的瘜肉可能不礙事，但大的瘜肉會引起腸蠕動的問題，例如便祕，而且有千分之三的機率變成大腸癌。

大腸瘜肉的成因目前還是不清楚，是腸子部分發炎而造成瘜肉，還是吃了什麼東西刺激腸黏膜細胞發生變化而造成瘜肉，目前還未有定論。

如何預防或緩解？

有人建議多吃富含纖維的食物，養成良好的大便習慣，瘜肉生成的可能性就會變小，也有人主張瘜肉是先天基因帶來的，家族中有人長瘜肉，就有比較高的機率也長瘜肉，這個情況是有，但不是很多，推測主要原因還是**生活習慣**。

臺灣人不可不知

大腸結腸癌是臺灣十大癌症發生率前兩名，從腸癌瘜肉到長出大腸癌要花八到十三年，若不割掉，有千分之三機率會產生大腸癌，所以曾長腺瘤瘜肉的人，每一、兩年就該做一次大腸鏡檢查，有長出這類瘜肉就快切除。

前頁答案：不正確

病症

53

腹痛

Q:

多數的腹痛病因來自於消化道，但心臟問題也不能忽略？

☐ 正確　☐ 不正確

腹痛的真相

腹部範圍很廣，範圍內的痛統稱為腹痛，但部位不同，反映的疾病也不同，大人與小孩的腹痛又有很大的差別。以大人來說，主要分為整體、上面、下面、右邊或心窩附近的腹痛，反映了不同的疾病。

大部分的腹痛原因出在**消化道**本身，例如食道、腸胃，再來是比較偏下面的**腎臟、膀胱等泌尿器官**。女性的話，還有**子宮與卵巢**需要注意。最恐怖的是有些心臟病、心肌梗塞，也會出現腹痛症狀，千萬不能輕忽。

如何預防或緩解？

若症狀輕微，沒有發燒或拉肚子，也許是太勞累造成，試著暫停飲食、休息一下看看。但若伴隨吐血、便血、拉肚子拉得很厲害等症狀，須緊急就醫。

臺灣人不可不知

每個人都有肚子痛的經驗，尤其是吃大餐之後，像是端午節一口氣吃兩、三個粽子，胃受不了，肚子不痛才奇怪。臺灣暑熱難消，喜歡吃冰的人很多，但若冰品不乾淨，感染大腸桿菌拉肚子，肚子不痛也難。

前頁答案：正確

病症

54

兒童腹痛

Q:

兒童腹痛的原因非常多，除了腸胃出狀況，連心臟、呼吸系統、尿路問題都可能是原因？

□ 正確　□ 不正確

兒童腹痛的真相

原因很多，除了拉肚子、細菌性痢疾，腸胃方面的問題像是腸胃炎、胃或十二指腸潰瘍等，還要考慮呼吸系統問題（例如肺炎、扁桃腺發炎）、心臟問題（例如心肌炎）、過敏疾病（例如蕁麻疹、氣喘）、尿路問題（例如膀胱炎、尿路感染、尿路結石）、感染性疾病（例如腸內細菌感染或腦脊髓膜炎）等。

糖尿病兒童使用太多藥物造成低血糖，或沒有治療造成酮酸中毒，以及腎臟不好造成的尿毒症、帶狀皰疹、鉛中毒、敗血症、肝脾破裂等，都是潛在原因。

如何預防或緩解？

若只是輕微腹痛沒有其他症狀，可稍微安慰小朋友一下。由於小朋友不太會講出其他症狀，若他痛得一直叫，那要趕快送醫，因為很可能是急症。

臺灣人不可不知

有不少小朋友喝了牛奶就會拉肚子，大多是乳糖不耐症，最適當的作法是喝代用乳品或母奶，等小朋友稍微大了之後再從小量牛乳試試看，吃消化酵素或益生菌，幫助並不大。

前頁答案：正確

病症 55

便祕

Q:

大便變得比較硬，或是很久沒排便就是便祕？

☐ 正確　☐ 不正確

便祕的真相

很多人覺得自己的大便比較硬，或是排便次數比預期的少，就認為是便祕。但其實便祕有標準定義，也就是你原本每天都排便，但突然變成幾天才排一次或是硬度、形狀跟以前相比很不一樣，這才是便祕。

如何預防或緩解？

通常食物裡有足夠的水分與纖維，腸子蠕動很正常、適度讓腸子有運動空間，大概就不會便祕。

明明生活習慣都很正常，但**突然間大便變得比較硬**、**次數比較少**，就要就醫檢查，要擔心腸子內是不是有什麼問題。

臺灣人不可不知

最近臺灣的政經壓力很多，許多人體會到便祕的苦痛，但真的符合定義嗎？有檢查過相關原因嗎？若沒有，別馬上使用瀉藥或灌腸以免傷身。至於地瓜或香蕉固然含有纖維可以促進排便順暢，但別把它們當作治療便祕的靈藥。

前頁答案：不正確

病症

56

腹瀉

Q：

只要大便變得稍微軟一點，或每天排便次數多一次，就有可能是腹瀉？

□ 正確　□ 不正確

腹瀉的真相

大便變軟、每天排便次數多一次，其實不是腹瀉。原本正常形狀的大便，**突然間變得非常水又軟**，或是每天排便次數**超過三次**，這才叫做腹瀉。

如何預防或緩解？

如果瀉得很厲害，像是水瀉，就暫時不要吃任何東西，**尤其是油膩的食物**。接下來再去求醫，看看有沒有身體上的問題。

家人可以幫忙量一下體溫看看有沒有發燒、肚子痛、大便裡有沒有血，或是排便次數非常多，甚至有脫水現象，若有以上症狀就要立即就醫。

臺灣人不可不知

如果大量流失水分與電解質就必須加以補充，輕瀉者若不想吐，吃稀飯加點少量鹽巴是無妨的。

前頁答案：不正確

病症

57

大便失禁

Q:

大便失禁的原因跟神經問題有關？

□ 正確　□ 不正確

大便失禁的真相

控制大便的神經是從大腦經過脊髓一直到肛門，所以要看是哪一段神經發生問題，而不是排不出、忍不住就說是大便失禁。

如何預防或緩解？

大便失禁通常都是個人發現沒辦法控制或排不出來，所以很難預防。有沒有在服用瀉藥或控制神經的藥，有沒有吃那些特殊的「健康食品」，都要提供給醫師參考。

家人可以幫忙看看有沒有發燒，或是有沒有吃相關藥品，觀察食量、體重最近有沒有變化，這些都可以記錄下來讓醫師作為診斷的參考。

臺灣人不可不知

很多人愛美、怕胖，動不動就吃瀉藥或灌腸（自稱是排毒），結果引起肛門失禁，控制不了大便，花錢又傷身，真的很不明智。

前頁答案：正確

病症

58

裡急後重

Q:

若有裡急後重症狀，有可能是大腸癌？

□ 正確　□ 不正確

裡急後重的真相

所謂「裡急後重」是指你急著想大便，卻排不出來。肚子痛想大便，這叫裡急，但大便時卻有解不完、解不乾淨的感覺，這叫後重。

引起裡急後重症狀的病非常多，包括腸躁症、憩室、發炎性腸病、急性腸炎、痔瘡本身脫痔，或是直腸病變，包括志賀氏桿菌性腸炎，甚至大腸癌，都會有裡急後重的現象，所以千萬不要以為只是吃壞了肚子而掉以輕心。

如何預防或緩解？

假設突然發生裡急後重，而且真的有拉出來，原因來自於吃了一些食物、藥物，可以暫時停止服用這些食物、藥物，再看看有沒有發燒、肚子痛，以上這些都沒有，就要立即就醫，才不會延誤病情。

臺灣人不可不知

緊張的生活常會讓有些人想拉又拉不出來，拉了又感覺沒有拉乾淨，這個問題不容忽視，不應隨便買整腸藥來吃，先查清楚原因才安全。

前頁答案：正確

病症 59

解黑便

Q:

服用阿斯匹靈、止痛藥，大便會變黑？

☐ 正確　☐ 不正確

解黑便的真相

通常我們講的黑便，是指像柏油那麼黑的大便。有的人看到大便灰灰的，跟平常看到的不一樣就覺得是黑便，這是錯誤的想法。人的整條消化道，從哪裡到哪裡大便的顏色會變都是一定的，跟你吃的食物也有關係。

如何預防或緩解？

若解出來是黑便，那就是從上面消化道來的比較多，醫師會比較傾向認為是**消化性潰瘍**，原因很可能是吃了阿斯匹靈、止痛藥，此時應立即停藥並求醫。除了停藥之外，還有一些**刺激性食物**，例如辣的、酸的、硬的，都暫時別吃。

臺灣人不可不知

愛吃豬血糕的臺灣人，偶爾看到大便變黑不用怕。但是暫停吃這些美食還是拉黑便就要特別小心了，定期檢查身體可以幫助我們免除很多麻煩的。

前頁答案：正確

病症

60

血便

Q:

若有血便，除了可能是腸子出問題，胃也不能排除在外？

☐ 正確 ☐ 不正確

血便的真相

血便是指大便上面沾有鮮血，跟前一篇所講的黑便不太一樣。有人是血包在大便裡面，有人則是大便外面沾血，兩者有時候意義並不相同。

血便的血較多來自腸子，黑便則是從上面消化道（胃），或腸子前半段出來的比較多，所以問題出在上消化道或下消化道，在診斷上面會有很大的不同。

如何預防或緩解？

血量若不是很多，可以找醫師慢慢做徹底的檢查；若血量很大，怕會臨時出血過多造成失血休克等，就要立刻急診就醫。另外，若有發燒、裡急後重、肚子痛的感覺，這表示有很厲害的病變，要立即處理。

臺灣人不可不知

俗話說「十男九痔」，大便有血就以為是痔瘡發作，那可不一定，先做個徹底檢查準沒錯。

前頁答案：正確

病症

61

肛門搔癢

Q:

肛門搔癢要當作皮膚問題來處理？

□ 正確　□ 不正確

肛門搔癢的真相

肛門搔癢不只是皮膚問題。大致來分，肛門搔癢可分為原發性與續發性，原發性就是找不到原因，大多數情況是續發性的，原因包括感染症、黴菌、細菌（例如性病）或寄生蟲，也有可能是肛門周圍的皮膚病、溼疹、痔瘡、肛裂，甚至是惡性腫瘤。克隆氏病、糖尿病、大腸、直腸問題也要納入可能原因。

含有抗生素、奎寧的藥物也會引起肛門搔癢。衛生習慣不良、局部刺激（例如肥皂、大便、太硬的衛生紙）、心理因素，當然也都不能排除在外。

如何預防或緩解？

若沒有在肛門附近摸到異物，可以先局部使用止癢藥膏、藥水。

臺灣人不可不知

臺灣氣候溫熱潮溼，不少人股癬、溼疹波及肛門口，就會感到肛門搔癢。十男九痔，有痔瘡的人也可能覺得肛門搔癢。不小心染上溼疣也會。遇到這些情況，最好還是找醫師來解決。

前頁答案：不正確

病症

62

肛門痛

Q:

有些人的肛門皮膚較厚，容易錯把痛當成癢，因而延誤找出病因與治療的時機？

□ 正確 □ 不正確

肛門痛的真相

一般人通常很難區分癢與痛、很痛，有可能因為肛門皮厚，誤把痛當作癢。**肛門痛是四大發炎症狀之一**，要考慮痔瘡、肛裂，或大便太硬讓肛門裂開造成皮膚潰瘍等情況。肛門口的瘻管或肛門溶瘍、長膿，有時不會局部發炎，只有痛感。肛門周圍皮膚病變、感染也會疼痛。最值得留意的是腫瘤的可能性。

如何預防或緩解？

若是急性疼痛，突然就醫有困難的話，可以先服用一點止痛藥。家人可以幫忙看看肛門局部是不是真的有發炎、出血、瘻管、潰瘍，若局部沒有這些狀況，那可以先放心、先止痛，若有則要迅速就醫。

臺灣人不可不知

常久坐玩手遊、打電腦、搓麻將的人，往往一坐就是五個小時以上不動，造成局部血液循環不良，也容易長痔瘡，造成肛門口疼痛，不可不慎。

前頁答案：正確

病症

63

皮膚發黃

Q:

皮膚發黃表示有肝病？

□ 正確　□ 不正確

皮膚發黃的真相

有蠻多人認為自己皮膚發黃就是有肝病，其實，像是吃太多胡蘿蔔也會，所以不要看到皮膚發黃就很緊張。

攝取過量番茄，體內有太多番茄紅素、兒黃素等，也會造成皮膚發黃。曾使用三多寧製品，或血液循環不好，當然也會引起皮膚發黃。甚至有皮脂的油膩、色素沉積、毒素累積、對化學藥品過敏等，也都是造成皮膚發黃的潛在原因。

如何預防或緩解？

先不要緊張，以為自己得了什麼大病，當然也不要以為是吃東西引起皮膚發黃就輕忽了。建議趕快就醫，找出到底是什麼因素造成皮膚發黃。

臺灣人不可不知

面肉黃就是肝不好，這是臺灣人最擔心的事，因為臺灣是肝病王國。有事不求醫，保肝偏方一大堆，當然肝病也一大堆。沒事不要迷信保健食品，沒有東西可以保肝的。皮膚發黃盡快找醫師查原因，對症治療就對了。

前頁答案：不正確

病症

64

肝功能異常

Q:

臺灣人愛吃東西，尤其愛吃藥，是很多人肝功能異常的原因？

☐ 正確　☐ 不正確

肝功能異常的真相

常見的原因就是**脂肪肝**，因為現代人吃得好，很多熱量都囤積在肝臟裡變成脂肪，肝功能也跟著異常。其他原因像是肝炎、寄生蟲感染，更嚴重的一點例如膽結石、膽道阻塞、膽或肝裡面有腫瘤、心臟衰竭、血液循環不佳等。

臺灣人愛吃健康食品，也愛吃藥品，很多人吃了以後就會造成肝功能異常。

如何預防或緩解？

肝功能異常但沒有併發症，進一步做超音波檢查即可。若有併發症，例如牙齦或鼻出血，很可能是肝硬化或血液循環毛病，要趕快檢查。若併發內分泌問題，例如性慾減退、男性乳房發育、女性月經失調等，要提高警覺是不是身體哪裡出問題。沒有全身性毛病，檢查結果都沒問題，只是輕微異常，就不用太擔心了。

臺灣人不可不知

臺灣人很愛吃藥，也很愛吃補，補肝、補腎、補心藥品與食品一大堆，其實，肝是用來解毒的器官，多數的藥物進入人體都要靠肝來代謝，若肝已經不好，還要用保肝藥來增加肝的負擔嗎？補肝這種說法是沒有實證背書的。

前頁答案：正確

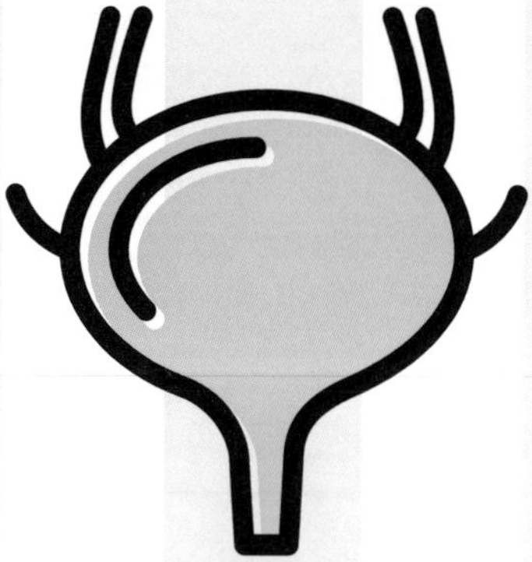

泌尿系統

病症

65

解尿困難

Q:

感冒藥的副作用之一是膀胱突然緊縮，導致解尿困難？

□ 正確　□ 不正確

解尿困難的真相

解尿困難是指真的有尿想要解，但解不出來，必須藉由腹壓才能解尿。原因有可能是膀胱病變、膀胱前端尿道阻塞，或是膀胱後端的功能性問題。

糖尿病患服用某些藥物或因糖尿病造成神經病變，脊椎受傷或有病變，動過手術引起尿路、尿道受傷，肌肉無力讓膀胱無法收縮等，也都可能是造成排尿困難的原因。

如何預防或緩解？

家人可協助記錄最近的用藥狀況，因為有時即使只是服用感冒藥，膀胱口突然縮緊也可能造成解尿困難。

臺灣人不可不知

有句臺灣俗諺說「少年放尿放過溪，老人放尿滴到鞋」，男人總是擔心攝護腺，但排尿困難不一定是攝護腺出了問題，仔細檢查一下，小心為上。

前頁答案：正確

病症
66

頻尿

Q:

某天排尿次數比平常多了兩、三次，這就是頻尿，最好去掛個急診？

□ 正確　　□ 不正確

頻尿的真相

在正常飲食的情況下，我們的膀胱容量為三百五十到四百五十 c.c.，**若一天喝兩千 c.c. 以下的水，排尿超過五、六次以上才叫做頻尿。**

容易緊張焦慮、尿路感染、尿道炎、膀胱炎、攝護腺炎、攝護腺癌、膀胱結石、糖尿病、中風，甚至做了治療而使膀胱壁纖維化等，這些都可能造成頻尿。或是年紀大了，有膀胱功能障礙，稱為不穩定的膀胱、膀胱過動的現象，也會造成頻尿。女性卵巢緊貼膀胱、子宮肌瘤壓到膀胱等，也可能讓排尿次數增加。

如何預防或緩解？

我們每天應該排尿五、六次卻多了兩次，這不算頻尿；過去沒什麼問題，最近才突然頻尿，這種情況比較像是病態，才需要馬上就醫。

臺灣人不可不知

緊張就會「厚屎厚尿」（大便多、小便也多），這很正常，但是不緊張也會頻繁上廁所，這就需要進一步檢查看看是尿路的哪一段出了問題。

前頁答案：不正確

病症 67

血尿

Q:

肚子痛，尿又有血色，有可能是膀胱腫瘤？

□ 正確 □ 不正確

血尿的真相

血尿分為兩種，一種是**顯微血尿**，就是用顯微鏡看才知道的，另一種是**巨觀血尿**，就是用肉眼就看得出來的血尿。大多數的人看到自己有血尿就會知道，很少人是透過驗尿才發現。第一個要先知道是巨觀還是微觀，第二個要看最近是不是吃了什麼東西才讓尿變顏色，例如吃了紅肉火龍果。

如何預防或緩解？

醫師在診斷時會詢問有沒有發燒、肚子痛、小便次數增加等，由此判斷原因是否為膀胱發炎、尿路結石，或甚至是膀胱腫瘤。由於血尿原因非常多，哪怕真相可能只是吃了紅肉火龍果，若發現尿液顏色異常，還是盡快求醫比較好。

臺灣人不可不知

臺灣膀胱癌的發生率有增加的趨勢，血尿的進一步檢查極為重要。以往認為膀胱癌與吸菸、砷曝露（烏腳病盛行地區）等有關係，但是其他因素也需要詳加考慮。

前頁答案：正確

病症

68

夜尿症

Q:

夜尿症常發生在老年人身上，而且發生在冬天比較容易引發腦中風？

☐ 正確　☐ 不正確

夜尿症的真相

夜晚睡眠期間非得起床排尿一次以上，就是夜尿症。排尿量**大於全天排尿量的三分之一**，或**每次排尿量大於九百毫升以上**，可稱為夜間多尿症。

原因很多，除了抗利尿荷爾蒙分泌不足、睡前服用利尿劑，還包括情緒因素，或是膀胱與尿道的生理病理學變化。

如何預防或緩解？

下午之後能不使用利尿劑就盡量不使用，睡前非必要也盡量少喝水，這樣就可以減少夜尿症。若可以放鬆一下，睡好一點，對減緩夜尿症也有幫助。

若是因攝護腺肥大而造成夜尿的男性，光靠運動而不使用藥物，是無法減少夜尿次數的。

臺灣人不可不知

不少臺灣人聽信網路消息和朋友的建議，睡前吃一大堆「保健」食品來保肝保腎，做一些運動來強身，其實這些都可能沒有幫助，找出夜尿的真正原因再對症治療才是明智的。

前頁答案：正確

病症

69

菜花

Q:

菜花是性病的一種，都是透過性行為來傳染？

☐ 正確　☐ 不正確

菜花的真相

在醫學上，菜花的正式名稱是尖圭溼疣，是由人類乳突疣病毒傳染而成的。雖然被歸在性病，但不一定透過性行為才會傳染，有時患者使用過的馬桶或浴缸，上面也會有病毒傳染給下一個使用者。

通常感染後會經過幾個禮拜甚至幾個月才會在陰部長出來，一開始不會痛，所以很多人不會注意到。女性的菜花若長在子宮頸裡，很難發現；長在外陰，才會一眼即知。

如何預防或緩解？

碰觸或捏掉菜花，很可能手上就有病毒，若再去摸別的地方，那個地方又會被感染，最好不要自行處理。保持乾爽，不使用特殊的洗浴用品、肥皂來刺激它。

臺灣人不可不知

臺灣溫暖潮溼，很多人得了這個「怪病」卻誤以為是溼疹。其實不管泡湯、洗三溫暖，或是坐罹患菜花的人所坐過的馬桶，都有可能因為接觸此馬桶而傳染這個病毒，不可以怪另一半不貞。

前頁答案：不正確

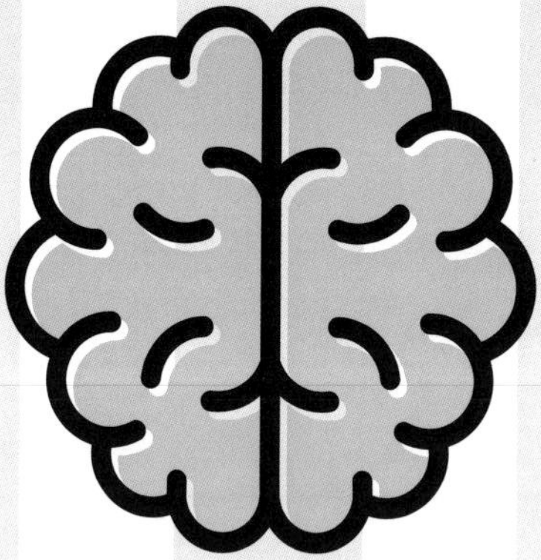

身心症

70 心慌
71 焦慮
72 躁鬱
73 強迫症
74 瞻妄
75 幻覺

76 妄想
77 失眠
78 嗜睡
79 夢遊
80 厭食
81 貪食

病症 70

心慌

Q:

心慌是心臟病、心肌梗塞的前兆？

□ 正確　□ 不正確

心慌的真相

一般來說，來就醫的人描述自己心慌，醫師會先詢問最近有沒有什麼心理壓力，或是睡不好。如果沒有，接著會檢查是否有心臟問題，例如心律不整、甲狀腺機能亢進，或有焦慮症狀、恐慌症，相關症狀包括不能呼吸、想動不能動。

醫師會問心跳加快以外還有什麼不舒服、視力有沒有什麼問題，有沒有窒息的感覺（像是要逃出火場的緊迫感）或「鬼壓床」，這些症狀醫師都會問清楚。

如何預防或緩解？

首先，要睡好，看看有沒有壓力突然而來，能解釋就解釋清楚，能放下就盡量放下，真的不行再找醫師檢查是否有心臟問題或甲狀腺機能亢進。

臺灣人不可不知

擔心的事不會因為擔心而改變，那還擔心什麼？另外，臺灣人飯後喜歡喝茶，有的人喝慣了精神會變好，但是也有一些人喝了之後更容易心慌。

前頁答案：正確

病症

71

焦慮

Q:

恐慌、心慌沒什麼大不了，大概只是最近壓力大造成的吧？

☐ 正確　☐ 不正確

焦慮的真相

真正有焦慮症的人，通常都跟**遺傳或環境**有關。當然找到真正的原因更好。也要考慮心理因素之外，是否因為吃了什麼東西（包括藥物）而造成焦慮。若原因很清楚，大概就可以把焦慮解決掉。

如何預防或緩解？

若你沒有什麼重症或吃什麼藥物，卻感到焦慮的話，可以暫時放下手邊的工作，深呼吸，或是念佛經、《聖經》，伊斯蘭教徒念《可蘭經》，暫時將心緩下來。

家人可以幫忙記錄什麼時候有這樣的症狀、頻率，早上、中午、晚上什麼時候比較常發作，是不是嚴重到一直覺得身上有什麼毛病，這些都好好記錄下來。

臺灣人不可不知

想想焦慮的事不會因為你的焦慮而改變，那焦慮又有什麼用？真的無法解決焦慮也不用逃避，尋求精神科醫師來幫你解決也是應該的。

前頁答案：不正確

病症 72

躁鬱

Q:

沒什麼事，只是睡不著、心情不好而已，絕對不是躁鬱？

□ 正確　□ 不正確

躁鬱的真相

有躁鬱症的人，會否認自己有這樣的問題，覺得自己是正常的。所謂的躁與鬱，就是躁症與鬱症。躁就是很急、很慌，鬱就是很不想動、很不想說，最常見的症狀就是睡不著。

兩者是合在一起的。正因如此，常搞不清楚是躁還是鬱，所以常被忽略。

如何預防或緩解？

一開始症狀輕微，患者難以察覺，就是做事情比較快，或有時不想講話。其實，這時躁鬱症已經發作了。

家人若察覺到這種情況，應仔細觀察是什麼原因造成的。找不到原因，就要盡快求醫。

臺灣人不可不知

察覺有這些現象時不要逃避，找精神科醫師做正確的診斷與治療才是良策。誰沒有這種經驗？誰沒有這種痛苦？逃避才是痛苦。另外要特別小心的是，不少臺灣的躁鬱症病友在季節轉換或是節日，病情更容易惡化。

前頁答案：不正確

病症

73

強迫症

Q:

一直重複某個動作（例如洗手）可能是強迫症，但不影響生活的話，其實就不用太擔心？

☐ 正確　☐ 不正確

強迫症的真相

家人可以從旁觀察一下，他最近的狀況是不是變得很特殊，講某些事講不完，洗手洗不停，一直關門或關瓦斯還一直想看有沒有關好，重複去關一次。

有些人會覺得這些行為是正常的，差別只在於有些人輕、有些人重。

如何預防或緩解？

若一開始症狀很輕微，不影響生活、社交，那大概是沒什麼問題。不過，若嚴重到洗手洗到起疹、脫皮，這種就要去求醫，看看是皮膚的毛病還是有強迫症，並尋求治療。

若上述情況很輕微，例如只有一次，那大概不用擔心。若持續一直這樣做的話，那就要去求醫了。

臺灣人不可不知

臺灣的學生課業壓力超大，確實與強迫症的發生脫離不了關係；適度關心反而是減少強迫症的良方。

前頁答案：正確

病症

74

譫妄

Q:

譫妄比較常發生在小朋友、老年人身上，尤其是老年人，因為他們的器官已有退化問題，所以譫妄是正常現象？

☐ 正確　☐ 不正確

瞻妄的真相

瞻妄是指一個人的精神障礙產生錯覺、幻覺，精神不集中，短暫性無系統之幻想與不安等現象。不管是小孩還是老人，發生這樣的狀況，要想想是什麼原因導致的，而不是症狀看起來輕微就當沒事。

尤其是老人家不會說哪裡不舒服。藥物或疾病，包括感染症、肺炎、糞便解不出來、膀胱發炎、尿路感染，這些都可能造成精神不集中、胡言亂語等瞻妄症狀。

如何預防或緩解？

通常是家人發現瞻妄的行為，患者自己不一定會知道。

家人發現後要先釐清是不是身體有什麼問題，或是吃了哪些藥所造成的。

臺灣人不可不知

老人家突然語無倫次，精神不集中，不可立刻想到精神疾患，要想清楚有無可以解決的急性問題，像是感染症、尿急、大小便解不出來等，才不會反而害了老人家。

前頁答案：不正確

病症

75

幻覺

Q:

服用感冒藥、類固醇，有可能造成幻覺？

☐ 正確　☐ 不正確

幻覺的真相

幻覺發生時，醫師會先判斷是不是身體問題造成的，例如眼睛、耳朵出問題。腦瘤也是原因之一，但非常少見。

這時要去看他有沒有吃感冒藥、安眠藥，或是酗酒，或使用類固醇、毛地黃，這些東西都有可能造成幻覺的。

如何預防或緩解？

出現了幻覺（包括幻想、幻聽等），若跟身體無關，也不用太著急，除非真的嚴重到影響生活、社交，有發燒、癲癇的狀況，使用了某些藥物，那就要非常小心。

臺灣人不可不知

家人看到這樣的行為，首先要釐清是不是「神明附身」或其他宗教原因，這是臺灣民間會有的情況。其次才考慮最近使用了哪些藥，包括感冒藥。

前頁答案：正確

病症

76

妄想

Q:

妄想發生的原因不全然是精神狀況出問題，也可能來自於感染症？

☐ 正確　☐ 不正確

妄想的真相

妄想跟幻覺的差異在於，妄想患者說出來的話是比較不理性的，而且非常脫離現實。他們通常會覺得自己是正常的，別人才不正常。

醫師在思考妄想發生的原因時，會先排除是否有其他疾病，例如感染症、頭部問題，或是否吃了什麼藥物而造成。如果都沒有，醫師就會從妄想本身去思考，包括被害妄想、憂鬱妄想、自大妄想、情愛妄想、被控制妄想等精神方面的問題。

如何預防或緩解？

通常患者不會認為自己有問題。若發現家人有妄想意念時，要留意到底是他身體上的毛病（例如尿路感染、肺部感染等感染症），還是藥物造成的。若都沒有，那就是精神方面的問題了，務必盡速就醫。

臺灣人不可不知

遇到家人隨時覺得自己被害、被偷、被追蹤、被詛咒，應找專家診治，不要一味問神占卜，延誤就醫。

前頁答案：正確

病症 77

失眠

Q:

最常見的失眠原因是喝了含有咖啡因的飲料？

☐ 正確　☐ 不正確

失眠的真相

我們的睡眠可以細分為幾個時期，從不易入睡到容易醒過來，都可以探討出失眠的原因來對症治療。

失眠的原因最主要是**生活壓力**，其次是**藥物**，也有人是喝茶、喝咖啡等飲食習慣造成，運動過度也有可能導致失眠。

如何預防或緩解？

很多人只要一個晚上睡不著，就去跟醫師要安眠藥，但其實我們一生都會有失眠的經驗，除非這個問題已影響到生活，不然問題不大。

家人可以協助記錄是想睡但睡不著，或是睡了一小時就醒來，還是睡幾個鐘頭就醒過來，沒事做就走來走去之類的，看看是這三大類中的哪一類。

臺灣人不可不知

臺灣人很喜歡吃安眠藥，某類會造成暫時性失憶症與夢遊的安眠藥，臺灣一年就用掉幾億顆，但真的需要嗎？我們可以想一想，最近那麼多人年紀輕輕就有失智症，是不是它害的？

前頁答案：不正確

病症

78

嗜睡

Q:

最近常常睡過頭，白天也昏昏欲睡，難道我得了嗜睡症？

□ 正確　　□ 不正確

嗜睡的真相

醫師會根據體內是否有毛病、有沒有基因問題、憂鬱症、服用精神藥物、濫用酒精或毒品，或白天睡太久打斷晚上的睡意而引起疲倦、失眠等，來分辨是否為嗜睡。有些罕見疾病也會造成嗜睡。若都沒有，那就單純只是睡眠障礙。

此外，醫師還會關心體重有沒有越來越重、下肢水腫，在此之前要先知道甲狀腺功能是不是不太好，還是肝臟、腎臟、心臟出了問題，或是否長了腦瘤（但這很罕見）。

如何預防或緩解？

家人可協助記錄嗜睡發生的時間，是只有晚上嗜睡醒不來，還是白天也嗜睡，這些紀錄都可以提供給醫師參考。

臺灣人不可不知

古早有睡神，大家覺得不是病，還稱為「神」。看看現在的臺灣，嗑藥、迷手機、電玩的人越來越多，與嗜睡之間是不是有關連，值得進一步深思。

前頁答案：不正確

病症

79

夢遊

Q:

判斷夢遊的真正原因時，重大的人際關係變化應該列入考量？

☐ 正確　☐ 不正確

夢遊的真相

夢遊的人都不知道自己在夢遊，是家人告訴他三更半夜起來走動、吃冰箱裡的東西、做一些奇怪動作，才間接得知自己會夢遊。其實有很多人因為使用某些藥物，例如安眠藥，或是**心裡有某些壓力**而造成夢遊。

如何預防或緩解？

若發現家人睡到一半就起來走動或做某些事，先不要驚動他，也不要安撫他回去睡，記下幾點發生、做了哪些事即可。

另外，最近是不是常失眠、服用什麼藥物、家庭與社會關係是否發生重大變化、是不是有睡眠過深的情況，這些也做好調查，記錄下來。夢遊者是小朋友的話，觀察一下發育是不是不正常。還有沒有其他家人有類似症狀，也值得注意。

臺灣人不可不知

千萬不要相信這是神明附身。找出真相，盡速找精神科醫師確診治療，對病人才有助益。

前頁答案：正確

病症 80

厭食

Q:

除了心理因素之外，甲狀腺、心臟或胃腸問題也都可能導致厭食？

☐ 正確　☐ 不正確

厭食的真相

大部分的厭食症與暴食症比較多發生在女性，有的是因為**家族**問題，當然也可能跟**職業**有關，醫師會詢問是不是在當模特兒、家裡有沒有人有同樣行為、有無酗酒、吃過什麼藥物（例如利尿劑、瀉劑等）、是不是有過度運動等問題，也會檢查看看體內有無重大疾病，以釐清厭食的可能原因。

如何預防或緩解？

若發現家人最近好像什麼都不想吃，要稍微關心一下他是不是最近壓力太大或發生其他問題，或使用了什麼藥物，他是不是很在意體重、體型，若這些都沒有，那真的是身體出狀況了，要趕快去求醫，以免造成營養不良。當然也可能是甲狀腺、心臟或胃腸的問題導致厭食，所以不要一律當作是心理上的問題。

臺灣人不可不知

很多臺灣女性熱衷於維持苗條曲線，一直認為自己太胖而不敢吃，甚至看到食物就想吐。厭食的高危險群其實是很多元的，像是升學考試等壓力、環境變化、遇到霸凌、事業失敗、感情不如意等，都可能引發厭食。

前頁答案：正確

病症

81

貪食

Q:

有些人會吃類固醇抑制嚴重的過敏，但這種藥物常常讓人一直想吃東西，是貪食症的原因之一？

☐ 正確　☐ 不正確

貪食的真相

通常貪食者會認為這個東西很好吃，多吃有什麼關係。這種情況偶爾發生一次當然沒問題，但若是一直吃、一直吃，對身體就有傷害，必須求醫。

醫師在判斷貪食時，會詢問是不是有吃什麼藥物，例如**精神科的藥物**、**類固醇**，導致一直想吃東西，卻又覺得吃不飽，或是有心理上、精神上的問題，某些少見疾病、內分泌或甲狀腺的疾病也會造成貪食，這些都要釐清。

如何預防或緩解？

若貪食者有意識到自己的行為，想加以控制，家人可以做的就是盡量不要提供澱粉類、醣類、高熱量的食物給患者，但最好還是要找到原因，以免患者電解質不平衡、體重一直增加，對身體造成不良影響。

臺灣人不可不知

認為自己不夠胖或是有壓力，一面滑手機一面吃，怎麼吃都不會飽，這當然不是正常現象。但時下多數年輕人並不在意，自然會弄壞身體。

前頁答案：正確

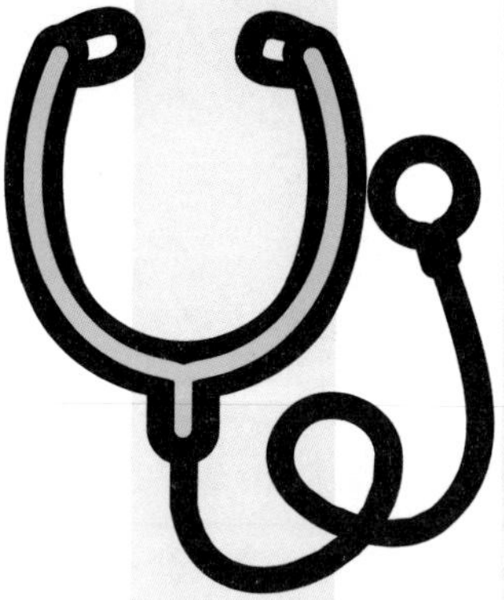

其他

病症

82

疲倦

Q:

疲倦的元兇是維他命攝取不足？肝病患者比較容易感到疲倦？

☐ 正確　☐ 不正確

疲倦的真相

造成疲倦的原因很多，例如治療憂鬱症的藥、抗組織胺類的藥，都有可能造成疲倦。

當然，睡不好、裝假牙、營養不良、久坐不動、體重過重、甲狀腺機能太低，還有一些心理因素，也都會造成疲倦。

如何預防或緩解？

若身體沒有重大疾病，那麼做好均衡飲食、充足睡眠與適當運動，通常就可以解除疲倦。

若懷疑自己身體有什麼問題，可以請教自己的家庭醫師，詢問是否是用藥問題或疾病問題造成這樣的疲倦。若醫師判斷都沒有，那就把心情放輕鬆吧。

臺灣人不可不知

臺灣的上班族喜歡團購下午茶甜點，慰勞辛苦的身心，有低血糖問題的人可以以補充熱量，但沒有低血糖的人這樣做真的可以嗎？會不會更容易疲倦？

前頁答案：不正確

病症

83

體重增加

Q：

一個月內胖了兩公斤，是醫學定義上的體重增加？

□ 正確　□ 不正確

體重增加的真相

有人認為他胖了一、兩公斤，就是體重增加，這是不對的。真正的體重增加是有明確定義的，也就是是**半年內增加原本體重的百分之五到十**，例如說原本六十公斤增加了三到六公斤。

如何預防或緩解？

若是因為吃太多（例如澱粉類、醣類）、不運動而造成的體重增加，我們可以鼓勵家人不是不能吃這類食物，而是要少吃，並且要多走路，這樣體重通常就可以控制得很好。

若不是上面的情況，那就要再想想是不是最近吃了什麼藥，或體內有什麼病、情緒與心理上有什麼變化等造成這樣的問題，這種情況就要求醫了。

臺灣人不可不知

近年來關心體重的人越來越多，是個好現象，但也不宜過度擔心。只要符合這個定義，仔細查一查就可以讓自己安心許多。

前頁答案：不正確

病症

84

頸部腫塊

Q:

頸部腫塊若會痛，吃止痛藥是沒有關係的？

□ 正確　□ 不正確

頸部腫塊的真相

腫塊大致可分為先天性與發炎性。先天性的腫塊例如出生時就有腮裂、囊腫，發炎性的腫塊則通常是年紀大一點才會有，例如有病毒或細菌感染，在脖子摸到類似淋巴腫大的腫塊，摸起來會痛。

還有一種可能是腫瘤性的腫塊，比較少見，可分為良性與惡性。其中一種惡性腫瘤是局部性的，例如得了甲狀腺癌所以甲狀腺局部腫大；若是體內癌症轉移到淋巴，這種叫做轉移性腫塊。

如何預防或緩解？

以前都沒有、現在才長出來的腫塊，一定要就醫。若出生時就有，到了青春期腫塊還是維持原樣，其實不用太緊張，但還是找醫師鑑別診斷比較安心。

臺灣人不可不知

身體多了幾個皮下腫塊，不痛不癢，該不會是癌症吧？臺灣的年輕朋友們吃太好、動太少，不少人身上多了不少脂肪瘤，若沒有變大或影響日常生活，可以繼續觀察，否則就要請教專家。

前頁答案：不正確

病症
85

乳房腫塊

Q:

摸到乳房有腫塊先別過於擔心得了乳癌，因為那可能只是一個良性囊腫？

□ 正確　□ 不正確

乳房腫塊的真相

有些人一摸到乳房有腫塊就嚇壞了，以為自己得到乳癌，其實不見得，這些都有可能只是一個正常的乳房、乳腺組織，或是良性囊腫，例如顯微腺病。

乳癌形成的原因不明，極小部分是歸因於基因，多數是肥胖、飲食、荷爾蒙的刺激等所引起。

如何預防或緩解？

女性大概不會隨便向其他男性家人傾訴這種事，大多選擇告訴自己的姊妹或母親，但有時女性家人的回應是「我也有，不用擔心」，這樣是不對的，**不管有沒有摸到乳房腫塊，都要去做定期檢查。**

臺灣人不可不知

臺灣女性最常見的癌症是乳癌。建議超過四十歲之後，每年定期做一次乳房超音波檢查或乳房攝影檢查，可以及早找出早期乳癌，治療機會才會大。太晚發現，預後都不是很好。

前頁答案：正確

病症 86

陰道搔癢

Q:

陰道搔癢的原因若為念珠菌感染，可試著換穿較寬鬆的內褲？

☐ 正確　☐ 不正確

陰道搔癢的真相

酸鹼值PH 4到PH 4.5是酸性，陰道搔癢的原因最常見的是陰道分泌物沒有維持這樣的酸度。月經期的陰道搔癢，源於不乾淨的棉墊或棉條。蜜月期的陰道炎大多是因為陰道使用過度，或很多器官沒有保持清潔而造成的。

不同年齡也有差異，例如五歲以下嬰幼兒通常是外陰紅腫搔癢，或有東西流出，原因多數是未做好清潔或碰觸異物；但老人的情況則是萎縮性陰道炎，可能是卵巢功能衰退，激素分泌不足造成抵抗力減低，使細菌容易入侵而造成。

如何預防或緩解？

女性家人可以幫忙看看陰道是否有異物。若是念珠菌感染，最好改穿較寬鬆的內褲、排除溼氣、保持乾爽等。不方便迅速就醫，可先用煮過的水洗一下。

臺灣人不可不知

從乍暖還寒的春天開始一直到溼熱的夏天，因為穿得不透氣而讓陰部遭受細菌、黴菌感染的機會大增，有不少外國人在家鄉沒事，來臺灣不久私密處就感染了，值得大家關心。

前頁答案：正確

病症

87

陰道出血

Q:

陰道出血可能表示月經來了，也可能是子宮頸癌，甚至是子宮外孕的前兆？

□ 正確　□ 不正確

陰道出血的真相

很多人以為是月經來了，所以沒特別在意，但後來想想才發覺月經前幾天才來過，怎麼這麼快又來第二次，這就是很多陰道出血被延誤診斷的原因。最常見的原因是**子宮肌瘤**、**瘜肉**，或月經不規則造成的陰道出血，非常少見的原因像是子宮頸癌、子宮內膜癌，或是子宮外孕。

如何預防或緩解？

遇到陰道出血不要恐慌，先冷靜想想是不是月經來或有什麼地方發炎。若都沒有，血量又不多，也沒有其他身體上的症狀，那找時間看婦科醫師就好。但子宮外孕造成大量出血這種情況就要盡速送醫，以免傷到母體或胎兒。

臺灣人不可不知

月經來潮的日子總覺得心煩，月經過了下面還是「滴滴答答」，更心慌意亂，這時千萬不要隨便買避孕藥自行處理，找婦科醫師詳細診治最可靠。

前頁答案：正確

病症 88

性交困難

Q:

服用含抗組織胺的藥物，有可能造成性交過程疼痛、不舒服？

☐ 正確　☐ 不正確

性交困難的真相

這裡講的困難是指會不舒服、會痛，原因非常多，例如陰道缺少潤滑，像是前戲做得不夠長造成分泌不足、過度使用含抗組織胺的藥物、女性停經後荷爾蒙減少造成陰道萎縮與分泌物減少，或長期使用某種東西讓陰道變得乾燥。

也有人是因為陰道肌肉會不自主收縮而覺得不舒服。心理因素方面，例如焦慮或緊張等下意識反應會強化收縮程度，也會令人覺得不舒服。為增進氣氛而使用某些乳液、香水，或換穿某些特殊衣物，也可能刺激性行為造成不舒服。

其他原因包括陰道發炎、長腫瘤，以及骨盆腔、膀胱、直腸方面的病症。

如何預防或緩解？

性交困難比較難向家人啟齒，若懷疑自己有上述問題，還是求醫為上。

臺灣人不可不知

性愛明明是好事，但往往上了床就壞事，臺灣這方面的廣告永不缺席，不好好處理壞了家庭和諧值得嗎？不用避諱，找醫師檢查準沒錯，畢竟身心靈全方位妥適照顧，才能擁有健康的性生活。

前頁答案：正確

病症 89

四肢冰冷

Q:

吸菸、喝咖啡有可能讓血管收縮，造成四肢冰冷？

□ 正確　□ 不正確

四肢冰冷的真相

自己或別人來摸都冷，顏色或溫度都跟正常人差很多，才是四肢冰冷。最常見的原因就是天氣冷，因體表溫度太低使得局部血液循環不好，造成凍瘡，但臺灣不夠冷，比較不會發生。

貧血等血量不夠情況會讓局部皮膚較冷、變白。自體免疫疾病，例如雷諾氏症候群會因變冷而血管收縮，血液流不過去，四肢便變白、變紅、變紫黑。

其他如糖尿病造成血液循環不良、血管發炎而阻塞、甲狀腺機能過低、硬皮症。有吸菸、喝咖啡也可能突然間血管收縮，造成四肢冰冷。

如何預防或緩解？

使用襪子、手套保護好四肢，盡量不碰冰冷的東西。若是因藥物或從事某些職業（例如會接觸聚氯乙烯的行業）而造成四肢冰冷，那就先暫停工作。

臺灣人不可不知

臺灣機車族不少，很多人有腕隧道症候群，造成手麻、手冷，吃麻油雞、薑母鴨、四物湯等補品，幫助都很有限，找到原因對症治療才正確。

前頁答案：正確

病症 90

四肢麻痺

Q：

酗酒可能造成神經病變，引起四肢麻痺？

□ 正確　□ 不正確

四肢麻痺的真相

最常見的原因是維持某個姿勢壓到血管、神經太久而產生麻痺。其次是體內毛病如糖尿病引起神經病變，以及椎間盤突出、腫瘤壓到神經或肌肉。下肢動脈硬化造成的阻塞，高危險群包括常抽菸、有高血壓或糖尿病的人。酒精對神經具有毒性，長期酗酒造成神經病變也會四肢麻痺。

中風，或是雷諾氏症候群等自體免疫疾病，也可能引起麻痺現象。工作內容會接觸化學藥品、重金屬引起鉛中毒、鎘中毒的行業，也要特別留心。

如何預防或緩解？

若因姿勢不良引起，那就動一動，沒有緩解就要求醫。懷孕中後期可能因體型、體內循環加大而讓血液循環不好造成四肢麻痺，改變姿勢應可緩解。

臺灣人不可不知

機車族或礦工的手麻不少是腕隧道症候群所造成，長期使用滑鼠、鍵盤、鍋鏟的人，與長時間握住方向盤的司機，有手麻困擾的也不少見。休息與熱敷促進血液循環，多少有幫助。

前頁答案：正確

病症

91

手抖

Q:

長時間手抖，這是帕金森氏症的初期症狀？

□ 正確　□ 不正確

手抖的真相

很多人以為手抖表示得了帕金森氏症而開始恐慌，其實不見得。手抖有很多種。第一種是靜止型手抖，沒有想動，但手會不由自主地動，像搓湯圓一樣，很多都是帕金森氏症。第二種是動作型手抖，想要手拿某物、指向某物時，就開始上下抖，這通常跟小腦病變有關。還有一種是原發性顫抖，做某動作或姿勢才會抖，對生活大致無礙，造成傷害時再擔心即可。肝硬化、肝昏迷的人電解質不平衡，也會手抖。以上各種抖法都不同，要進一步檢查判定。

其他原因如甲狀腺機能亢進、重金屬或酒精中毒、低血糖。除了手抖之外若還有平衡感不好的問題，很可能是小腦病變，須盡速就醫。

如何預防或緩解？

生氣、緊張也會手抖，休息一下，深吸一口氣，手抖就會緩和。低血糖發作會冒冷汗、心慌，也會手抖，喝口糖水可暫時減緩，不要手一抖就掛急診。

臺灣人不可不知

從原發性顫抖到帕金森氏症、腦瘤，引起手抖的原因很多，光用醫薩刀「聚焦超音波消蝕手術」來治療手抖，其實並沒有實證療效。

前頁答案：不正確

病症

92

水腫

Q:

除了水腫，稍微動一下還很喘，要小心是急性腎衰竭？

□ 正確　□ 不正確

水腫的真相

膝蓋以下脛骨前，皮膚最薄之處，按一下會凹下去，很慢才彈回來，這就是水腫。原因非常多，例如水喝太多，當血管裡面的通透性比較高，或是黏稠度比較低，水分就會從微血管滲到其他軟組織，造成臉、手腳、肚子水腫。

此外，吃很多止痛藥、類固醇，以及心臟衰竭、心臟病、肝硬化等，也是潛在原因。腎病症候群會有大量蛋白質從腎臟排出而造成水腫。還有一種找不出原因的體質性水腫，早上起床發現不明水腫，傍晚更嚴重，這非常少見。

如何預防或緩解？

若是吃了止痛藥或血壓藥（鈣離子通道阻斷劑等）造成水腫，可以先停藥或換藥。若是喝太多水造成水腫，先減少喝水量再觀察，不用心慌。

臺灣人不可不知

有些人很怕水腫因此不敢喝水，其實這個觀念不甚正確。正常人每天喝兩千毫升的水是無妨的，反而是吃太鹹，或白蛋白不足才容易造成水腫。光喝紅豆水無法利尿，有些人以訛傳訛，網友變專家，其實是變成害人家。

前頁答案：正確

病症

93

怕冷

Q:

大家都覺得熱，只有你覺得冷，別以為是自己身體虛，反而要小心是不是有什麼症狀發生？

□ 正確　□ 不正確

怕冷的真相

最常見的原因是**血壓降低**，送至身體各處的氧氣不足、能量不夠就會覺得冷。貧血的人對冷的耐受力也較小。甲狀腺分泌不夠，熱能效應不足，也會感到冷。肌肉可產生熱能，皮下脂肪則是隔絕熱能，所以突然變瘦就比較不耐冷。

此外，運動量減少，血液循環變得比較不好，也會有冷的感覺。內分泌問題導致血管收縮、血流量不足，相較之下也會冷。紅斑性狼瘡、雷諾氏症候群患者，碰到冷空氣血管就會收縮，血流不足後身體開始變紅、變黑，也會怕冷。

如何預防或緩解？

局部怕冷，試著把手搓熱在局部敷一下；全身性怕冷，那就稍微動一動增加血液循環。長期怕冷、突然間怕冷，先喝溫開水、熱敷，再求醫找原因。

臺灣人不可不知

怕冷與身體的虛寒不盡然是等號，所以喜歡吃蔬食的素食者，身體怕冷並不見得是缺乏熱量或虛寒，還是檢查一下內分泌與自體免疫等比較安全。

前頁答案：正確

病症

94

怕熱

Q:

瘦身的人誤用減低食慾的藥品，可能出現怕熱的症狀？

□ 正確　□ 不正確

怕熱的真相

同樣環境下，別人不熱，只有你熱，甚至熱到想脫衣，這就是怕熱。

原因很多，例如甲狀腺機能亢進的人，會有熱一直要散出去的感覺而怕熱。藥物方面，例如安非他命、中樞神經的興奮劑、刺激劑，瘦身的人誤用減低食慾的藥品，或是抗膽鹼酸抑制劑也會造成汗不容易排出而怕熱。

其他原因像是糖尿病、憂鬱症、心臟衰竭、腦瘤、纖維肌痛症、軟組織問題、感覺神經問題、多發性硬化症，以及更年期的女性與愛喝咖啡的人。

如何預防或緩解？

先移動到陰涼的環境看看有沒有改善，沒有改善就去求醫。若懷疑是藥物引起，就先停藥，再交由醫師來判斷。另外，喝冰水是治標不治本的作法。

臺灣人不可不知

臺灣怕熱一族還不少，敏感和代謝不好的佔大宗。有人認為愛喝茶或咖啡與怕熱有關，這是沒有根據的，先做檢查排除體內隱疾才是最重要的。

前頁答案：正確

病症

95

發燒

Q:

單純發燒沒有其他症狀，仍有可能是感冒？

☐ 正確　☐ 不正確

發燒的真相

發燒跟怕熱不太一樣，發燒是腦下視丘的體溫調節中心出了問題，沒辦法感覺到外面的溫度，體內產生過多熱能或體溫失調造成。

原因非常多，從小病到大病都有，包括病毒、細菌、寄生蟲感染，從流行性感冒、普通感冒到泌尿道感染、腦膜炎、瘧疾、闌尾炎都有可能。若不是感染，而是血管發炎等自體免疫疾病，或是使用某些藥物、癌症等，也都有可能。

如何預防或緩解？

單純發燒不是感冒，伴隨流鼻水、打噴嚏、喉嚨痛等症狀才是感冒。發燒沒有超過攝氏三十八度半以上，其實不用急著降燒；**超過三十八度半到三十九度以上**，先吃退燒藥，再去求醫找原因。

臺灣人不可不知

給發燒的人睡冰枕，其實並無法直接退熱，只是讓病人感覺比較舒服而已。高燒的人因出汗多，才需要吊點滴來補充水分和電解質。關於退燒藥，體內感染沒有控制住就會持續發燒，四到六小時服用一次。

前頁答案：不正確

病症

96

中暑

Q:

天氣熱時感到頭暈，表示中暑了？

□ 正確　□ 不正確

中暑的真相

有的人一頭暈就認為自己中暑了，甚至天氣冷時也這麼認為，這是不對的。中暑的條件是環境溫暖潮溼，或陽光持續直接照射，長期置身在這樣的環境下，血管擴張、血壓降低、血液循環不良，導致意識混亂、體溫異常升高不降，或心跳脈搏有變化，這種情況才稱為中暑。

如何預防或緩解？

中暑的原因若是環境溫度太高造成，就移動到較陰涼的地方休息，盡量躺平、放低頭部，讓血液流到頭部，口渴就喝一點水。**體溫高到攝氏三十九度有冷的感覺**，要進一步處理。若有**熱痙攣（抽筋）**現象，有可能是電解質不平衡，應盡速送醫。有使用什麼藥物的話，盡量先排除使用。

臺灣人不可不知

臺灣越來越多人喜歡跑馬拉松，跑之前要先檢查心肺功能，看看適不適合跑步。在高溫潮溼的夏天跑步，應該適時補充水分與電解質，以免中暑。

前頁答案：不正確

病症 97

冒冷汗

Q:

低血糖引起的冒冷汗，必須緊急就醫，以免危及性命？

☐ 正確　☐ 不正確

冒冷汗的真相

人體全身充滿汗腺，由自主神經來控制，體溫升高時，汗就會增加來調整體溫，並排出體內代謝的產物、廢物，若不是這種情況，別人沒事，只有自己汗一直流，這個汗不是很熱的汗就稱為冒冷汗。

有些病會用冒冷汗來表現，例如低血糖。心肌梗塞有時也會用冒冷汗來表現，而不是胸痛、肩膀痠痛，所以誤以為是中暑。除了血管、汗腺、自主神經、交感神經的問題之外，有些氣喘、淋巴血液循環不正常、心理疾病，都會冒冷汗。

如何預防或緩解？

碰到有人冒冷汗時要先了解急不急，低血糖、心肌梗塞或意識有慢慢改變，這就非常急要馬上處理，其他情況可以慢慢詳細檢查。

臺灣人不可不知

有人誤以為空腹運動消耗的熱量會比較多，其實這是沒有根據的，反而更容易造成低血糖而出現頭暈、想吐、冒冷汗等症狀。

前頁答案：正確

病症

98

多汗

Q:

多汗有可能是中風前兆？

☐ 正確　☐ 不正確

多汗的真相

汗水比別人多就是多汗？其實不是。多汗分為局部性與全身性，局部性多汗症的原因像是某些脊髓神經方面的疾病，或吃很多刺激性食物讓臉部發汗，情緒性的緊張也會局部發汗。全身性的發汗，原因有發燒、發熱性疾病，或甲狀腺機能亢進、糖尿病、懷孕、更年期、體內腫瘤、帕金森氏症、交感神經障礙等。

中風引起的多汗最不容易辨識出來，一般來說比較容易從**血壓高**、**血脂肪高**來懷疑是否有中風。

如何預防或緩解？

若伴隨意識變化，要盡快求醫。若是單純局部汗多，試著休息一下。全身突發性多汗要盡速送醫；以前就有、慢慢來的全身性多汗，相較之下不用太緊張。

臺灣人不可不知

很多人以為汗流得越多，新陳代謝越快，就越容易瘦下來，這種想法不完全對。運動流汗消耗熱量，當然可以控制體重；甲狀腺機能亢進也會多汗、體重減輕，但是對心臟卻具有負面的影響。

前頁答案：正確

病症

99

瘀青

Q:

吃阿斯匹靈也可能造成瘀青？

☐ 正確　☐ 不正確

瘀青的真相

皮膚底下有一塊青青的，不管是撞到或自然浮現，都叫做瘀青。

微血管壁只有一層細胞，十分脆弱，所以輕輕撞到或因其他問題，造成血液滲透到皮下，就形成瘀青，甚至是一個血腫。

成人健康的血小板壽命只有十天左右，每立方毫米的數量約為十五萬到三十萬，若血小板壽命短、量少、功能不佳，或是凝血因子不足，就可能有瘀青。

如何預防或緩解？

外傷引起的瘀青可考慮先**冷敷**止血。若是吃阿斯匹靈、水楊酸而造成瘀青，就先停藥。有些人吃了阿斯匹靈以外的抗凝血劑，先判斷量大不大，量不大要繼續吃，以免造成更大的問題，例如中風。

臺灣人不可不知

手指、腳趾被夾到造成的輕微瘀血，身體會自行吸收，不用急著掛急診。但若傷及指甲、筋骨就應該就醫。另外，有傳聞說吃銀杏、魚油會容易瘀血，其實一般人吃得適量，並不會有這種困擾。

前頁答案：正確

病症 100

紫斑

Q:

紫斑就是瘀青，緩解方式是直接熱敷？

□ 正確　□ 不正確

紫斑的真相

不少人發現身上有紫斑就認為自己有血液疾病，其實不見得，因為單純的皮下出血也會造成紫斑，所以不要過於恐慌。

皮下出血原因很多，例如外傷或血管脆弱、容易滲出血來而造成紫斑，也可能是血小板有問題，沒辦法吸收凝血因而造成紫斑。嚴重一點，像是肝硬化病人、凝血因子異常的人，身上也會出現大片紫斑，所以不要輕易小看這個問題。

如何預防或緩解？

有些人把紫斑當作瘀青直接熱敷，有可能會越弄越糟，最好不要自行處理。若是發生急性紫斑，例如外傷、撞到等情況造成的紫斑，可以用按壓的方式壓住盡速送醫；若是藥物造成的紫斑症，就要立即停藥。

臺灣人不可不知

很多人喜歡用「烏青」來形容紫斑，這是很籠統的稱呼，再加上有人經驗不足，用熱敷、按摩來處理，只會越弄越糟，千萬要先查出原因再治療。

前頁答案：不正確

就醫前不可不知的準備工作

行醫四十年來，我幫將近一百萬人次提供醫療服務。本書謹將這四十年內所碰到的健康問題中，病友最常提出來的一百種，用最淺顯的方式提供給大家參考。同時也建議大家在就醫前，可先做好以下準備工作：

1. 服裝力求輕鬆、保暖、容易更換為原則。
2. 不必化妝，盡量保持原貌；不必塗藥、貼藥膏者也盡量維持原貌。
3. 婦女朋友不必因為擔心醫療人員的眼光而沖洗局部，但有傷口須處理者例外。
4. 事先準備好病史紀錄，包括何時動過什麼樣的手術或治療、過去有無藥物或食物過敏史等。
5. 留意家族中的親人有無罹患哪些癌症、糖尿病、高血壓、心臟病與中風等。
6. 目前做什麼樣的工作、有無特殊職業暴露等，也要準備好告訴醫師，例如工作環境中會接觸鉛電池、油漆等。
7. 記錄目前正在使用的藥物，包括中藥、西藥、草藥及保健食品等。

此外，提醒大家就醫時盡量不要帶著小孩去，以免妨礙醫師診斷。若病患是小孩，也是一樣做好上述準備工作。若是帶老人家就醫，盡量讓老人家自己描述病況，不要搶著幫老人家回答。

當您或親友們出現書中的健康問題時，期待本書能為大家減除不必要的緊張，您會知道如何做好萬全的準備，您也可以建議親友如何適當應付，每個人都有機會獲得健康、快樂的人生。

【養生智慧叢書】

自己的肺自己救

每天1分鐘的肺部保健指南

陳芳祝／著

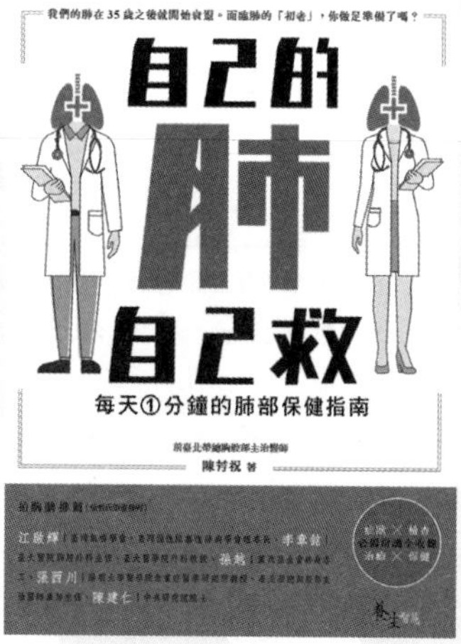

癌症連續三十多年位居我國十大死因之首
十大癌症之中，呼吸系統癌症致死率更位居第一！
但你對自己的肺瞭解多少？

大家都有咳嗽的經驗，或多或少也曾經歷胸腔不適的困擾。面對這些擾人的狀況到底要靜觀其變？還是求醫診治？肺疾要如何防範？如何治療？家有病患應如何照料？平日又該如何自處？前臺北榮總胸腔部主治醫師陳芳祝，將三十餘年的從醫經驗整理為這本淺顯易懂的指南，讓你我一步步邁向「肺」常健康的人生。

防癌抗老食療先修班

營養學專家教你吃出好體質

賴明宏／著

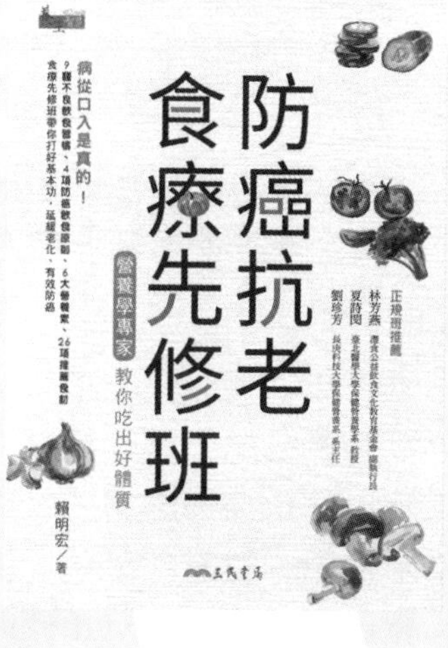

超！食！用！
食療先修班帶你打好基本功
建立正確飲食觀念

本書深入淺出地提醒大家抗老及防癌的飲食概念，分別從臺灣的癌症現況、政府補助的癌症篩檢，與癌症的身體警訊談起，進而介紹基本營養概念，知道各種營養素有哪些功能及應當攝取份量，如何依照每日飲食指南落實每餐飲食。本書也推薦了一些防癌抗老食材、運動的正確觀念，更完善地提升大家對健康的自我意識。

【養生智慧叢書】

救救熟齡肌！

跟著皮膚科醫師做好皮膚保健，
從此不癢不臭不怕露

趙昭明／著

國內第一本專為熟齡肌設計的皮膚保健寶典！
空氣汙染、黑心食品、過勞加班……
我們的身體被惡劣的環境與生活習慣一點一點傷害
並透過皮膚發出求救訊號！

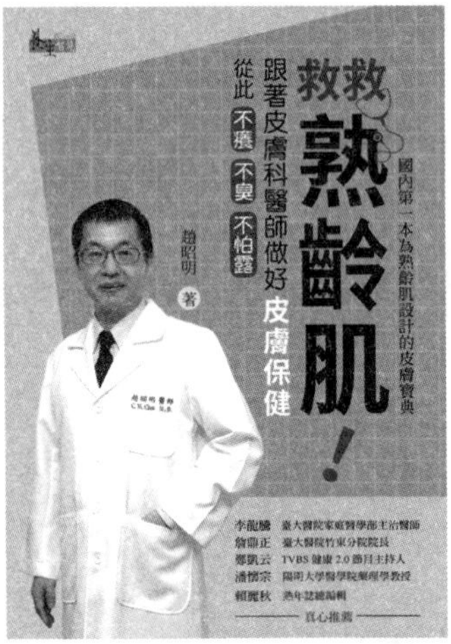

皮膚是人體最大的組織，是抵抗病毒、細菌與紫外線等「外患」的第一道防線；當體內免疫、內分泌等功能出了問題，皮膚往往也是第一個通報「內憂」的警報器。千萬別輕忽搔癢感、長斑、體味、掉髮等症狀，因為你的皮膚可能出了大問題！從年輕人到老年人，都要為皮膚做好「老年規劃」！

老眼不昏花

銀髮族的視力保健

劉瑞玲、林佩玉、蔡傑智、陳世真、
王安國、鍾雨潔、蔡芳儀、黃怡銘／著

視覺功能免不了隨著年紀增加緩步減弱，
但是千萬不要覺得年紀大了看不清楚是理所當然，
有問題還是要就醫！

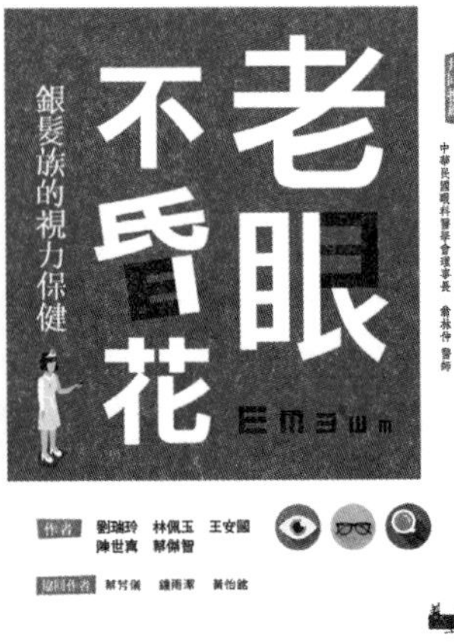

本書集結臺北榮總眼科部的菁英專家，共同以實證醫學為基礎，加上醫師累積三十年左右的臨床實務經驗，試圖以簡單易懂的方式，將現今社會銀髮族常見的退化性眼疾做一整體性呈現，提供給社會中關心自己和家人視覺健康的廣大群眾正確的醫療資訊，以瞭解常見疾病的症狀與治療等。

國家圖書館出版品預行編目資料

快速入門！臺灣人不可忽視的百大病症／李龍騰著.
——初版二刷.——臺北市：三民，2020
面； 公分.——（養生智慧）

ISBN 978-957-14-6769-6（平裝）
1.症候學 2.診斷學 3.疾病防制

415.208 108021272

養生智慧

快速入門！臺灣人不可忽視的百大病症

作　　者｜李龍騰
責任編輯｜翁英傑
美術編輯｜陳惠卿

發 行 人｜劉振強
出 版 者｜三民書局股份有限公司
地　　址｜臺北市復興北路 386 號 (復北門市)
　　　　　臺北市重慶南路一段 61 號 (重南門市)
電　　話｜(02)25006600
網　　址｜三民網路書店 https://www.sanmin.com.tw

出版日期｜初版一刷 2020 年 1 月
　　　　　初版二刷 2020 年 4 月
書籍編號｜S410590
I S B N｜978-957-14-6769-6

三民書局